教えて！

不妊治療の排卵誘発

ビジュアルガイド

編集

岩瀬　明
群馬大学医学部産婦人科教授

平池　修
東京大学医学系大学院産婦人科学講座准教授

太田 邦明
川崎医科大学産婦人科学・
川崎医科大学附属病院産婦人科副部長（准教授）

診断と治療社

序　文

　1978 年 7 月 25 日，世界最初の体外受精児：Louise Joy Brown の誕生を嚆矢として，不妊治療における体外受精（*in vitro* fertilization：IVF）の臨床応用に新時代が到来した．標準的な体外受精一胚移植法（IVF-ET：*in vitro* fertilization-embryo transfer）の体系は 1990 年代後半までに確立されたが，そこで重要な役割を担ったのが調節卵巣刺激（controlled ovarian stimulation：COS）の概念である．

　IVF における COS は，一般的不妊治療による排卵誘発方法とは趣を異にしている．上述の Louise Joy Brown 氏事例においては自然周期採卵がおこなわれたが，現実的には予定された時間における採卵が望ましいことから，採卵タイミングを決定するため，尿中黄体化ホルモン（luteinizing hormone：LH）サージの発来を確認してから 36 時間後に腹腔鏡を用いて採卵することが次に考案された．1980 年に第 2 出産例を報告した Lopata らは自然周期における排卵前卵胞からの採卵を，そして同年 Wood らはクロミフェン周期での採卵を報告した．さらに，翌年 Jones らは human menopausal gonadotropin（hMG）- human chorionic gonadotropin（hCG）製剤を用いた卵巣刺激を報告した．しかしながら一番インパクトがあったのは，1984 年 Porter らの報告である．彼らは臨床応用されて間もない GnRH アゴニストを用いて強力に下垂体からのゴナドトロピン分泌を抑制し，外因性に純化 follicle stimulating hormone（FSH）/hMG 製剤を投与して卵胞発育を人為的に調節するという COS 法を報告し，GnRH アゴニスト＋ゴナドトロピン・プロトコルは COS の標準法として長らく汎用されたが，現在では GnRH アンタゴニストや純化 FSH，遺伝子組替え FSH などが開発され用いられている．その後，月経周期にかかわらず排卵誘発が可能であるランダムスタート法，DuoStim 法などが登場し，2015 年に Kuang らが報告した Progesterone Primed Ovarian Stimulation（PPOS）法は，内因性 LH サージをプロゲスチンの併用により抑制する方法であり，安価・容易・時間的拘束からの解放が実現されたため，現在同法がわが国では爆発的に増えている．

　このように排卵を適切に調節する目的で新しい製剤や方法が次々に開発・報告されているが，その適用と応用を学習することは臨床医にとってはときに難しい．しかし，本書は，不妊治療の実践書として，とかく初学者にはとっつきにくい「排卵誘発」をテーマにした企画として，診断と治療社から刊行依頼があり，編者を中心とした斯界で著名な一流医師集団の執筆により実現したものである．また，一般不妊治療における排卵誘発は，一度覚えておくと，その理論的背景が COS に直結することも諸氏はおわかりのことであろう．

　排卵誘発に関連する女性内分泌の基礎は類書を参照していただきたい．本書は排卵誘発をこれからはじめる研修医または新たに学習したいベテラン産婦人科医いずれにも理解されやすい，理論と実践的方法を網羅した内容であり，排卵誘発診療の心強い 1 冊である．本書に記載のある排卵誘発方法はいずれも既知のものであるが，この先にまた新しい排卵誘発方法が登場してくることが予想される．本書を通読していただき，ぜひ読者の中から世界中をあっといわせる・悔しがらせる新しい排卵誘発方法を発表していただくことを期待したい．

　　　2024 年 9 月 12 日　秋めいた東京の空の下で（第 64 回日本産科婦人科内視鏡学会学術講演会中）

岩瀬　明
平池　修
太田邦明

執筆者一覧

編集

岩瀬　　明	群馬大学医学部産婦人科
平池　　修	東京大学医学系大学院産婦人科学講座
太田　邦明	川崎医科大学産婦人科学・川崎医科大学附属病院産婦人科

執筆者（五十音順）

岩佐　　武	徳島大学大学院医歯薬学研究部産科婦人科学分野
江頭　活子	浜の町病院産婦人科
榎本　悠希	東京大学医学系大学院産婦人科学講座
大石　　元	国立国際医療研究センター病院産婦人科
大岡　令奈	慶應義塾大学医学部産婦人科学教室
太田　邦明	川崎医科大学産婦人科学・川崎医科大学附属病院産婦人科
小川　誠司	藤田医科大学東京・先端医療研究センター・リプロダクションセンター
片桐由起子	東邦大学医学部産科婦人科学講座
加藤　恵一	加藤レディスクリニック
金崎　春彦	島根大学医学部産科婦人科
川井　清考	亀田 IVF クリニック幕張
河野　康志	大分大学医学部産婦人科
北島　道夫	高木病院女性医療センター・国際医療福祉大学
木村　文則	奈良県立医科大学医学部産婦人科学講座
熊澤由紀代	秋田大学医学系研究科産婦人科学講座
佐久間萌子	慶應義塾大学医学部産婦人科学教室
塩谷　雅英	英ウィメンズクリニック
白澤　弘光	秋田大学医学部附属病院産科婦人科
鈴木　　直	聖マリアンナ医科大学産婦人科学
髙井　　泰	埼玉医科大学総合医療センター
髙江　正道	聖マリアンナ医科大学産婦人科学
髙橋　俊文	福島県立医科大学ふくしま子ども・女性医療支援センター
高村　将司	埼玉医科大学産科婦人科
田村　　功	山口大学大学院医学系研究科産科婦人科学講座
浜谷　敏生	藤田医科大学東京・先端医療研究センター・リプロダクションセンター

原田美由紀	東京大学大学院医学系研究科産婦人科
平池　　修	東京大学医学系大学院産婦人科学講座
平岡　毅大	東京大学医学部附属病院女性診療科・産科/女性外科
平田　哲也	聖路加国際病院女性総合診療部
福井　淳史	兵庫医科大学医学部産科婦人科
福岡　美桜	慶應義塾大学医学部産婦人科学教室
福田淳一郎	加藤レディスクリニック
藤田　　裕	加藤レディスクリニック
真壁　友子	東京大学医学部附属病院女性診療科・産科
松崎　利也	JA 徳島厚生連吉野川医療センター産婦人科
松沢　優一	慶應義塾大学医学部産婦人科学教室
光井潤一郎	東京科学大学病院周産・女性診療科
銘苅　桂子	琉球大学病院周産母子センター
山田　満稔	慶應義塾大学医学部産婦人科学教室
山中彰一郎	奈良県立医科大学医学部産婦人科学講座

おもな略語一覧

略　語	和　文	欧　文
AFC	胞状卵胞数	antral follicle count
AMH	抗ミュラー管ホルモン	anti-Müllerian hormone
ART	生殖補助医療	assisted reproductive technology
ASRM	アメリカ生殖医学会	American Society for Reproductive Medicine
BBT	基礎体温	basal body temperature
BM-MSCs	骨髄由来幹細胞治療	bone marrow mesenchymal stem cells
CC	クエン酸クロミフェン	clomiphene citrate
COC	卵丘細胞・卵子複合体	cumulus-oocyte complex
COH	調節卵巣刺激法	controlled ovarian hyperstimulation
COS	調節卵巣刺激	controlled ovarian stimulation
DOR	卵巣機能低下	diminished ovarian reserve
ESHRE	欧州ヒト生殖医学会	European Society of Human Reproduction and Embryology
E_2	エストラジオール	estradiol
ET	胚（受精卵）	embryo transfer
FET	凍結融解胚移植	frozen-thawed embryo transfer
FIGO	国際産科婦人科連合	International Federation of Gynecology and Obstetrics
FSH	卵胞刺激ホルモン	follicle stimulating hormone
GnRH	性腺刺激ホルモン放出ホルモン	gonadotropin releasing hormone
GV	卵核胞	germinal vesicle
GVBD	卵核胞崩壊	germinal vesicle breakdown
hCG	ヒト絨毛性ゴナドトロピン	human chorionic gonadotropin
HES	ヒドロキシエチルデンプン	hydroxyethyl starch
hMG	hMG 製剤	human menopausal gonadotropin
IUI	人工授精	intrauterine insemination
IVA	卵胞活性化療法	*in vitro* activation
IVF	体外受精	*in vitro* fertilization
LH	黄体化ホルモン	luteinizing hormone
MHH	低ゴナドトロピン性男性性腺機能低下症	male hypogonadotropic hypogonadism

略　語	和　文	欧　文
OC	経口避妊薬	oral contraceptives
OHSS	卵巣過剰刺激症候群	ovarian hyperstimulation syndrome
OPU	経腟採卵	ovum pick up
PCOS	多嚢胞性卵巣症候群	polycystic ovary syndrome
PID	骨盤内炎症性疾患	pelvic inflammatory disease
POI	早発卵巣不全	primary ovarian insufficiency
POR	卵巣反応不良	poor ovarian response
PPOS	黄体ホルモン併用卵巣刺激法	progestin-primed ovarian stimulation
PRL	プロラクチン	prolactin
PRP	多血小板血漿	platelet-rich plasma
RCT	ランダム化比較試験	randomized controlled trial
rFSH	遺伝子組換え ヒト卵胞刺激ホルモン製剤	recombinant FSH
rhCG	遺伝子組換え hCG 製剤	recombinant hCG
RIF	反復着床不全	repeated implantation failure
SERM	選択的エストロゲン受容体 モジュレーター	selective estrogen receptor modulator
SHBG	性ホルモン結合グロブリン	sex hormone binding globulin
TVUSG	経腟超音波検査	transvaginal ultrasonography
VEGF	血管内皮細胞増殖因子	vascular endothelial growth factor

目次

序　文	iii
執筆者一覧	iv
おもな略語一覧	vi

第1章　排卵誘発前に知っておくべきこと

1. 排卵誘発前に調べておく検査	2
2. 排卵誘発を始めるタイミング	5
Column ピル製剤の役割と遺残卵胞―低刺激 ART における key medicine―	8
3. 排卵誘発を終えるタイミング	16
4. いざ採卵へトリガーをかけてみよう	20
Column 空胞卵胞症候群	26
5. 排卵誘発の適応と治療アルゴリズム	28
Column ボローニャ基準	30
Column ポセイドン基準	31

第2章　薬剤の基本：種類と作用機序

▶▶1　排卵誘発薬とその作用

1. クエン酸クロミフェン	32
2. アロマターゼ阻害薬	35
3. hMG/pFSH 製剤	38
4. rFSH 製剤	41
5. GnRH アゴニスト製剤	43
6. GnRH アンタゴニスト製剤	47
7. hCG/リコンビナント hCG 製剤	49
8. プロゲスチン製剤	53
9. アゴニスト	57
10. エストロゲン製剤	60
11. メトホルミン	62

viii

▶▶2 トリガーとその作用

1. ヒト絨毛性ゴナドトロピン 65
2. コリオゴナドトロピン　アルファ（遺伝子組換え） 68
3. GnRH アゴニストによる flare up 70
   Column デュアルトリガー/ダブルトリガー 73

第3章　投与法（投薬療法）

▶▶1 排卵誘発法／卵巣刺激法

1. クロミフェン療法 75

▶▶2 第1度無月経

1. セキソビット療法 81
2. レトロゾール（アロマターゼ阻害薬） 86
3. ゴナドトロピン療法 90
4. GnRH アゴニスト法 101
5. GnRH アンタゴニスト法 104
6. PPOS 法 107
7. 早発卵巣不全症例に対する調節卵巣刺激 110

▶▶3 排卵誘発トピックス

1. ランダムスタート法 112
2. DuoStim 法 114

第4章　卵巣過剰刺激症候群（OHSS）

▶▶1 卵巣過剰刺激症候群（OHSS）の病因

1. 卵巣過剰刺激症候群の発症機序 117

▶▶2 卵巣過剰刺激症候群（OHSS）の診断

1. 卵巣過剰刺激症候群の診断　重症度評価 120

▶▶3 卵胞過剰刺激症候群（OHSS）の治療

1. 1　輸液／2　透析／3　バイアスピリン ………………………………………… 123

▶▶4 卵巣過剰刺激症候群（OHSS）を起こさないために

1. カベルゴリン ……………………………………………………………………… 125
2. アロマターゼ阻害薬 ……………………………………………………………… 127
3. GnRH アンタゴニスト …………………………………………………………… 129

第5章　採卵手技

1. 採卵前後の流れ …………………………………………………………………… 131
2. 麻酔方法 …………………………………………………………………………… 132
3. 採卵手技 …………………………………………………………………………… 133
4. 合併症 ……………………………………………………………………………… 135

第6章　保険診療と排卵誘発

1. 一般不妊治療管理料 ……………………………………………………………… 137
2. 生殖補助医療管理料 ……………………………………………………………… 138
   Column　卵子凍結 ……………………………………………………………… 140

索引 ……………………………………………………………………………………… 142

排卵誘発前に知っておくべきこと ……… 2

第1章

薬剤の基本：種類と作用機序 ……… 32

第2章

投与法（投薬療法） ……… 75

第3章

卵巣過剰刺激症候群（OHSS） ……… 117

第4章

採卵手技 ……… 131

第5章

保険診療と排卵誘発 ……… 137

第6章

第1章 排卵誘発前に知っておくべきこと

1 排卵誘発前に調べておく検査

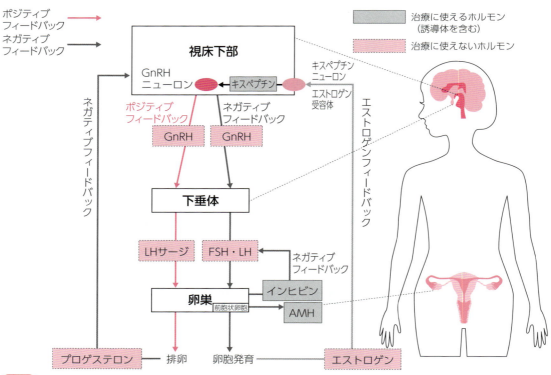

図1 視床下部-下垂体-卵巣軸

1 排卵誘発前に知っておくべきこと

・視床下部-下垂体-卵巣軸を理解する（図1）

①卵巣を刺激するのはゴナドトロピン（FSH・LH）である．
　⇒排卵誘発剤はゴナドトロピン（FSH・LH）が中心となる．
　⇒LH値が高い場合はFSH単独で卵巣刺激する（血中LHを測定する）．
②卵巣が機能しているか，FSHに反応するか，を必ず確認する．
　⇒排卵誘発前に血中FSH，LH，エストロゲンを測定する．
③どのくらい卵子が獲得できるか予測する．
　⇒卵巣機能〔FSH，AMH（抗ミュラー管ホルモン），胞状卵胞数（AFC）〕を測定する．
④卵巣刺激のために内因性ゴナドトロピンを用いるか？　外因性ゴナドトロピンを用いるか？
　⇒内因性ゴナドトロピンを上げる方法はクエン酸クロミフェン（p.32），セキソビット（p.81）

1 排卵誘発前に調べておく検査

表1 AMH，FSH，AFC の特徴

特徴	AMH	FSH	AFC
卵巣刺激反応不良予測に優れる	＋＋＋	＋＋	＋＋＋
卵巣刺激過剰反応予測に優れる	＋＋＋	－	＋＋＋
周期間変動が小さい	＋＋	－	＋
周期内変動が小さい	＋＋	－	＋
検査施行者の技術に依存しない	＋＋＋	＋＋＋	－
汎用性がある	＋＋＋	＋	＋

注）AMH：抗ミュラー管ホルモン，FSH：ゴナドトロピン，AFC：胞状卵胞数

⇒外因性ゴナドトロピンによる直接的卵巣刺激はゴナドトロピン〔hMG（p.38）・rFSH（p.41）〕
⑤エストロゲンが上昇すると LH サージが起こる（排卵）．
　⇒エストロゲンを上げながら排卵を抑制する．
　　・下垂体前葉を抑制する〔ロング法（p.101），ショート法（p.102），GnRH アンタゴニスト法（p.104）〕
　　・視床下部を抑制する〔PCOS（p.63）〕

2 排卵誘発前に必要な検査（表1）

- 卵巣予備能を調べる
- トリガーをかける時 LH の基礎値を知っておく

1．内分泌検査

ポイント：月経周期に合わせて，検査を行う必要がある．
①FSH
- 正常範囲：月経 2〜4 日目に＜3〜10 mIU/mL．
- 意義：FSH は排卵障害の鑑別のために用いられ，加齢とともに FSH 基礎値が上昇する．また，FSH 値が 15 mIU/mL より高いと妊娠率が下がるとする報告や，体外受精での研究報告では 8〜10 mIU/mL で卵巣刺激に対する卵巣反応に差がある（採卵数に影響する）．通常は FSH が 10 mIU/mL であれば排卵誘発剤には反応すると考えられている．

②LH
- 正常範囲：月経 2〜4 日目に＜3〜10 mIU/mL．
- 意義：月経不順があり，LH が高値の場合には，多嚢胞性卵巣症候群（polycystic ovary syndrome：PCOS）を疑い，精査し，それに合わせた排卵誘発をする必要がある．

③PRL
- 正常範囲：月経 2〜4 日目で＜20 ng/mL．
- 意義：PRL が高いと，排卵障害を有する可能性がある．

第 1 章　排卵誘発前に知っておくべきこと

④AMH
- 正常範囲：月経周期を問わず，測定可能．
- 意義：排卵誘発時に発育する卵胞になる前に存在し，成長過程である前胞状卵胞の顆粒膜細胞から産生されるホルモンで，卵胞の数が多ければ数値が高く，卵胞の数が少なければ低くなる．一般的に，AMH の数値は「卵巣予備能」，の指標として使われる．また PCOS では高値と出るため臨床的に活用するかは議論されている．ただし，妊孕性を直接的に反映するわけではないことに注意する．

2. 超音波検査

①AFC
- 意義：月経 2〜4 日目に超音波で 2〜10 mm の胞状卵胞数を測定することは，排卵誘発時に反応する卵胞数を反映する．ただし，超音波検査を実施する施行者により正確性が異なり，客観性では AMH や FSH には劣る．

（太田 邦明）

2 排卵誘発を始めるタイミング

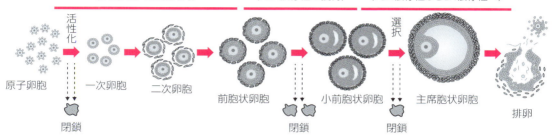

図1 卵胞発育の過程におけるゴナドトロピンへの依存性

1 卵胞発育の過程（図1）

- ゴナドトロピンの依存性について理解する

　卵巣発育は卵巣内で休眠状態にある原子卵胞の活性化にはじまり，一次卵胞，二次卵胞，前胞状卵胞，胞状卵胞を経て排卵前卵胞となり，LHサージ後に排卵に至る．
卵胞発育は，次の3期に分けて考えることができる．
①ゴナドトロピン非依存性期
　・原始卵胞から前胞状卵胞まで．
②ゴナドトロピン感受性期
　・前胞状卵胞から直径2 mmを超える胞状卵胞にはFSH受容体が発現し始めるためゴナドトロピンに反応するようになる．
　・ゴナドトロピンの月経周期変化の影響は受けず，基礎値のゴナドトロピンの作用に依存する時期であり，ゴナドトロピン感受性期と呼ばれる．
　・内莢膜細胞は，LH受容体を発現し，LHの作用によりアンドロゲンを産生する．顆粒膜細胞にはFSH受容体が発現し，FSH刺激により莢膜細胞で産生されたアンドロゲンからアロマターゼ酵素によりエストロゲンを合成する．
　・0.2〜0.5 μmの前胞状卵胞からゴナドトロピン依存性の胞状卵胞となるまで90日程度かかる．
③ゴナドトロピン依存性期
　・胞状卵胞が直径2〜5 mmに達するとゴナドトロピン依存性期となり，月経周期に伴うゴナドトロピンの上昇により急速に成長し排卵前卵胞となる．
　　⇒『ゴナドトロピン依存性期』に卵巣刺激することが重要である．

第1章　排卵誘発前に知っておくべきこと

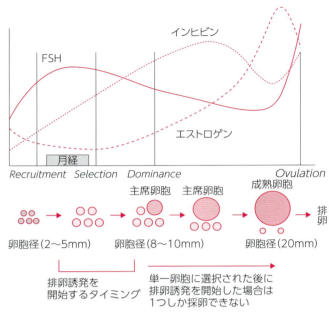

図2 FSH・インヒビン・エストラジオール（E$_2$）の分泌と排卵誘発を開始するタイミング

2 卵巣誘発を開始するタイミング

　月経周期初期のFSH上昇とともに定期的な卵胞のリクルートが行われ，インヒビン・エストラジオール（E$_2$）の分泌に伴うFSH低下によって，複数の卵胞から主席卵胞が選択される（図2）．このため，E$_2$が上昇してくる前に排卵誘発剤を開始すること必要がある．ただし，この時期には複数発育している胞状卵胞から主席卵胞の選択が起こり最終的には排卵前卵胞が1つになることがほとんどであるため，主席卵胞の選択される前に卵巣刺激を開始することが重要である．

3 follicular wave theory

　月経周期中に複数の卵胞発育波があること，すなわち「follicular wave theory」（図3）は，排卵誘発を行ううえで是非とも知っておきたいことである．

　これまでは月経周期には1回の卵胞発育しか存在しないと考えられていたため，単一卵胞が選択される前である月経3日目あたりから卵巣刺激を開始することが慣例化されていた．

　しかし，この複数の卵胞波が存在することから月経3日目からの刺激のタイミングを逃しても，次の卵胞波に卵巣刺激のタイミングが合えば，月経周期に関係なく，体外受精が可能である．

　これらの理論を活用したのが，「ランダムスタート法」（p.112）や「DuoStim」（p.114）である．

　例えば，7日目から刺激をしても，第2卵胞波が存在すれば，胞状卵胞が卵巣刺激に反応する．一方で，すべての女性が複数の卵胞波が存在するわけではなく，1回の月経周期中に2回の卵胞波は約70％，3回の卵胞波は約30％存在することが判明している．2つの卵胞波をもつ女性では，平均して1日目と14日目，3つの卵胞波をもつ女性では，平均して0日目，12日目，18日目に卵胞波が存在している[1]．

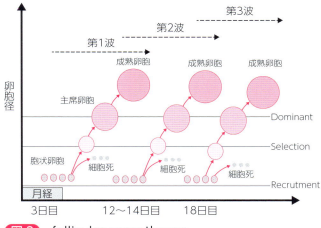

図3 follicular wave theory

4 排卵誘発の開始に関するその他の留意点

- 体外受精や顕微授精など ART を計画する際に，前周期の卵胞や機能性嚢胞が遺残していると，新たな卵胞発育が阻害される可能性があるため，卵巣刺激する前には，経腟超音波検査で遺残卵胞がないことを確認しておくことが望ましい[2]．
- 胞状卵胞数 AFC を計測しておくと，刺激後の発育卵胞数をある程度推測することができる．また，AFC が高い場合には OHSS も考慮して，卵巣刺激を調整する必要がある[3]．

● 文献

1) Baerwald AR, et al.：Fertil Steril 2003；80：116-122.
2) Speroff L, et al.：Speroff's Clinical Gynecologic Endocrinology and Infertility. 9th ed, Lippincott Williams & Wilkins, 2020.
3) Scheffer GJ, et al.：Fertil Steril 1999；72：845-851.

（太田 邦明）

Column

ピル製剤の役割と遺残卵胞
—低刺激 ART における key medicine—

　当院（加藤レディスクリニック）では，採卵周期において低卵巣刺激を基本方針としており，採卵個数は平均2個であり，一般的な調節刺激周期における採卵個数9〜15個[1,2]よりも少ない．少ない卵子個数で高いART成績[3]を維持するためには，"遺残卵胞"への理解が求められる．

　ARTにおいては，採卵周期の刺激法ばかりが注目されるが，筆者らはどのような周期に採卵を試みるべきか，という治療周期の選択や前周期の調整を重視しており，その点においてエストロゲン（E）・プロゲステロン（P）製剤（ピル製剤）は効率性を保つ上で重要な役割を果たしている．

　今回はコラムという形で編集者より自由に論じることをお許しいただいたため，われわれが月経周期をどう捉え，ピル製剤についてどう考え，どのように用いているかについて述べたい．

①生理学的な月経周期のホルモン動態の解釈（図1）

　単胎性哺乳類であるヒトにおいて，単一卵胞発育，単一卵子の排卵は産子数調整のため生理学的に必要な機能である．FSHは卵胞期初期に軽度上昇し，複数の胞状卵胞が発育しE産生が増えてくるとネガティブフィードバックが起こり卵胞期中期以降はその分泌が低下していく．このFSH分泌低下，つまり刺激の減弱により発育途中の複数の胞状卵胞のなかから主席卵胞のみが排卵に至るよう調整されていると考えられている．要するに，FSH刺激に最も感受性が高い卵胞が単一発育すると考えられ，この巧妙な生理学的反応による卵胞選択がヒト生殖において重要な役割を果たしているのであろう．アクチビンやインヒビンなど卵胞選択において制御ファクターとして考えられる物質はほかにもある[4]が，ARTにおいてのみ rFSH 製剤の使用により発育卵胞個数が増える事象からは，個数調節にFSHが大きく関与していることは明白である．安易な下垂体ゴナドトロピン製剤の併用はこの選択メカニズムに混乱をきたす可能性があるため，当院では併用に慎重である．

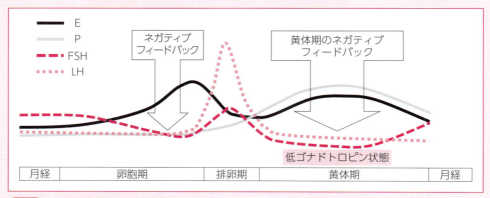

図1　月経周期のホルモン動態
E：エストロゲン，P：プロゲステロン，FSH：卵胞刺激ホルモン，LH：黄体化ホルモン

LHサージ時にはLHのみならずFSHも下垂体から同時に分泌され，その後の黄体細胞群からのEとPによる"黄体期のネガティブフィードバック"も加わり，黄体期を通してFSH，LHはともに極低値に抑制されている．この生理学的な下垂体抑制が，排卵に至らなかった主席卵胞以外の胞状卵胞内の顆粒膜細胞のアポトーシスを誘導し退縮，閉鎖が生じている．つまり，黄体期の低ゴナドトロピン状態は，次周期に新たな卵胞群で発育競争を行うために必要な生理現象だとわれわれは考えている．

②遺残卵胞の概念（図2）

　前周期に排卵（卵胞破裂）に至らなかった卵胞が退縮不全の状態となり，次周期に混在してくるものを遺残卵胞と呼んでいる．卵巣機能が低下しFSH基礎値が高い女性においては，黄体期の低ゴナドトロピン状態が不十分であり，FSH刺激が弱いながら継続するため顆粒膜細胞のアポトーシスも不十分となり遺残卵胞が生じやすくなる．遺残卵胞は新たに生じた胞状卵胞よりも大きいため，遺残卵胞がそのまま翌周期の主席卵胞となった際は排卵が早まる．これが加齢とともに卵胞期が短縮し，月経周期自体が短縮することの主因であろう．

　遺残卵胞は概念としてわかりやすいが，様々な遺残のパターンがあるため，卵胞形状やホルモン値から臨床的に定義化することは困難である．例えば，月経3日目に12 mmの卵胞があり，血中エストラジオール（E_2）濃度が100 pg/mLを超えているような異常な卵胞期初期の状態において，その12 mmの卵胞が，前周期に退縮すべき卵胞が遺残していたものなのか，前周期の黄体期途中から新たに発育してきた卵胞なのか判断はつかない．このように定義はされないものの，卵胞期初期にふさわしくない大きめの卵胞や，採卵トリガー時に周囲の卵胞とは明らかにサイズ感が異なる大きい卵胞や卵胞内卵胞，血中E_2値との間に乖離がある卵胞などは遺残卵胞の混在が疑われる．

　ヒト絨毛性ゴナドトロピン（hCG）は顆粒膜細胞のアポトーシスを抑制することが知られている[5]．本来は着床後に黄体機能を存続させるための機能であろう．生殖医療においてhCG注射剤をトリガーとして排卵誘起に用いることがあり，黄体賦活作用も有するため有意義と捉えられているが，われわれは妊娠に至らなかった際，医原性に遺残卵胞を混在させるファクターとなると考えて，hCG注射剤の使用には否定的である．hCG注射剤をトリガーとして使用し

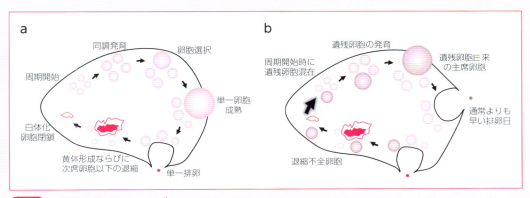

図2 遺残卵胞のイメージ
a：正常の周期，b：遺残卵胞の周期

た翌周期の自然周期 ART において，卵子獲得率が下がること，変性卵の率が上がること，結果として生産率が下がることを報告[6]しているが，筆者はこれは遺残卵胞がもたらした結果だと考えている．

少ない採卵個数で十分な ART 成績を得るには，「**遺残卵胞が混在する周期をいかに少なくするか**」が重要である．

③遺残卵胞の発生を防ぐには

前周期の黄体期に，途中まで発育した卵胞を退縮に導くことが遺残卵胞発生の抑制につながる．退縮には黄体期の低ゴナドトロピン状態が必要であるため，ゴナドトロピン放出ホルモン誘導体（GnRH アゴニスト）による down regulation は 1 つの方法である．実際，調節刺激による ART 全盛の時代から，採卵周期に入ってから GnRH アゴニストを投与する short 法や ultra-short 法よりも，採卵前周期の黄体期から GnRH アゴニストを投与する long 法のほうが臨床成績において優れた結果が得られる[7-9]ことは数多く示されてきた．筆者は long 法において，遺残卵胞の混在率が下がることがその良好な治療結果に関係していると考えている．ただし，内因性ゴナドトロピンが強抑制されたなかでの採卵周期開始となるので，卵胞発育のために必要なゴナドトロピン製剤量が増えてしまう欠点や，過量の刺激による多卵胞発育かつ hCG 製剤によるトリガーが必要であるため卵巣過剰刺激症候群（ovarian hyperstimulation syndrome：OHSS）が生じやすく，続けて採卵周期を組めないなどの欠点がある．このため，long 法はわが国ではアンタゴニスト法や PPOS 法によって主役の座を奪われている．

黄体期に低ゴナドトロピン状態を誘導するもう 1 つの方法として，ピル製剤を用いて黄体期のネガティブフィードバックを増強する方法がある．わが国で処方可能な中用量ピル製剤は経口ノルゲストレル・エチニルエストラジオール錠（プラノバール® 配合錠）のみであるが，その半減期は 24 時間程度とされている．よってピル製剤服用終了後，速やかに下垂体ゴナドトロピンはその分泌を再開し，内因性 FSH による卵胞発育が期待でき，ゴナドトロピン製剤は必須ではない．遺残卵胞の混在のない周期においては適正な卵胞群による発育競争が行われるため，内因性 FSH にクロミフェン刺激を加えるのみで十分な ART 成績が期待できる．

なお，遺残卵胞を完全に消去することは不可能と考えている．ピル製剤による低 FSH 状態の持続により，遺残卵胞内の顆粒膜細胞群の増殖が抑えられ，完全ではなくとも大部分がアポトーシスに陥ることで，新たに生じる胞状卵胞群との生理活性的な差が縮まり，次周期の採卵周期開始時点において卵胞発育が均一化（同期化）されることに意味がある．図3 に前周期のピル製剤服用有無による，採卵周期の月経 2～3 日目の血中 E_2 濃度，ならびに採卵日の比較を示す．ピル製剤服用により遺残卵胞の影響を少なくしたことが，月経初期の血中 E_2 値の低下につながり，また，適正な卵胞発育競争が行われることで月経 12 日以前の早い採卵日の割合が低下したと考えている．

当院は 1 年 365 日採卵可能な体制を敷いており主席卵胞径が 18 mm に達した時点で GnRH アゴニストによる成熟誘起を行い 2 日後採卵とするか，内因性 LH サージが惹起されている場合は翌日採卵としており，施設都合での採卵日調整は行っていない．

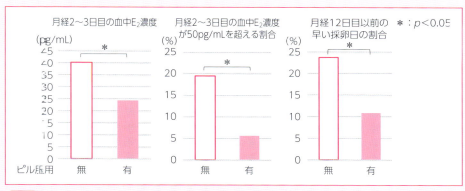

図3 ピル製剤服用の有無による次周期への影響

当院データ　ピル服用無 n＝ 355　平均年齢 40.1 歳
　　　　　　ピル服用有 n＝2,247　平均年齢 41.2 歳

E_2：エストラジオール

④ピル製剤の選択

　下垂体からのゴナドトロピン産生を十分に抑制するためにはホルモン力価の高い中用量ピル製剤を用いなければならない．排卵抑制や月経随伴症状の軽減が目的である低用量ピル製剤は，FSHを卵胞を発育させない濃度に抑制する最低限の力量であるため，退縮目的の場合には全く意味をなさない．アンタゴニスト法において，低用量ピル製剤による前周期調整後の採卵では生産率が有意に低下した報告[10]もあり，ART症例にはどのような治療過程においても「**低用量ピル製剤は用いられるべきではない**」と考えている．

　プラノバール®配合錠では，悪心を訴える女性が一定数いるため，E製剤とP製剤を併用する代替法もあるが，経口結合型エストロゲン錠（プレマリン®），経口エストラジオール錠（ジュリナ®），経皮吸収エストラジオール貼付剤（エストラーナ®テープ），経皮吸収エストラジオールゲル剤（ル・エストロジェル®，ディビゲル®）などの単体のE製剤は，プラノバール®配合錠と異なり一般的な測定系を用いた血液検査でE_2値として検知されるため，受診者の内因性E_2濃度を正確に把握したいときには不向きである．

⑤ピル製剤の開始タイミング

　本コラムにおいて最も強調したい点は，ピル製剤の使用開始のタイミングである．患者にも伝える言葉であるが，**ピル製剤は使用タイミングを誤ると，"薬"ではなく"毒"にもなる**．これまでの流れから理解できるように，ピル製剤の服用開始は黄体期のネガティブフィードバックを起こすべく「LHサージ後から」，の一択である．遅くとも黄体中期までには開始すべきであろう．受診者や医療施設の都合で採卵周期の開始タイミングを調整するために，月経周期のホルモン動態を無視した安易なピル製剤処方は避けなければならない．卵胞中期～排卵前に使用開始された場合が最悪であり，それまでに発育していた卵胞がピル製剤による低ゴナドトロピン状態のため一過性に縮小（顆粒膜細胞の増殖停止・一部アポトーシス）し，消退出血後のFSH刺激で再発育してくる経過をたどる．これでは良好卵子も得られにくいのは明白である．生殖医療ガイドラインには"治療前周期にエストロゲンやプロゲステロン，低用量エスト

前周期調整 種別	下垂体ゴナドトロピンの予想される変化	採卵周期あたりの生産率
調整なし	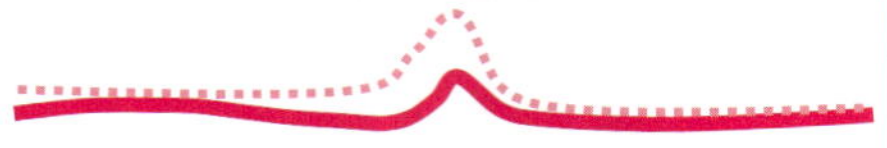	37.5%
排卵直後より中用量ピルを 12 日間内服	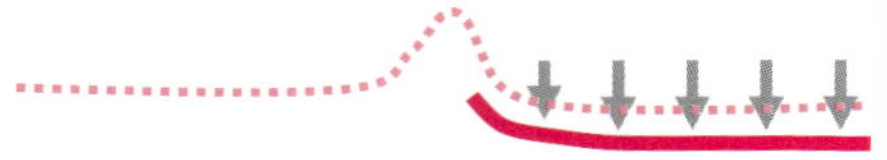	60.9%*
クロミフェンで排卵誘発した周期の排卵直後より中用量ピル製剤を 12 日間内服	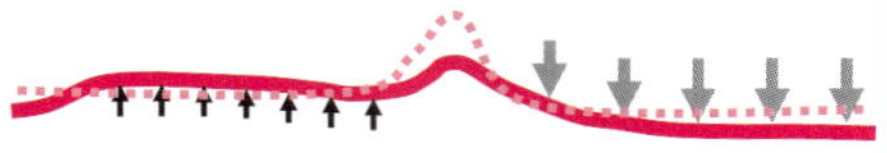	28.6%
月経 2 日目より中用量ピルを 21 日間内服	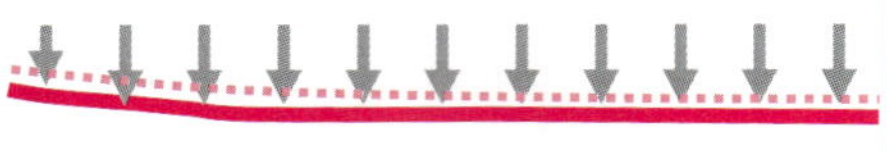	38.2%
	——— FSH ·········· LH	*：$p < 0.05$

図4 PCOS 症例における前周期調整別の ART 生産率

PCOS：多嚢胞性卵巣症候群，ART：生殖補助医療，FSH：卵胞刺激ホルモン，LH：黄体化ホルモン

〔福田淳一郎，他：産婦の実際 2018；67：439-444 を一部改変〕

ロゲン・プロゲスチン配合薬を投与しても，生殖補助医療の治療成績は向上しない"とあり，ピル製剤による前周期調整を否定する内容が記載されている[11]が，根拠とされた研究論文においてのピル製剤の開始タイミングは月経期（1～5 日）であり，われわれの推奨するタイミングではない．ただし，"排卵後"を重視するあまり，hCG 製剤で排卵を誘起することはあってはならない．hCG 製剤投与と卵胞遺残の関連はすでに述べたが，そもそもサージによる下垂体ゴナドトロピンの放出を伴わない排卵を起こすことに意味はない．

多嚢胞性卵巣症候群（polycystic ovarian syndrome：PCOS）の病因は特定されていないが，病態的には遺残卵胞の集合体とも捉えることができる．古くから PCOS に対して数周期のカウフマン療法後に一過性ではあるが定期排卵が確認されることが経験的に示されてきたが，この現象も数多くある遺残卵胞が，数か月にわたる長期の低ゴナドトロピン状態の持続により退縮が促されることに起因するのかもしれない．PCOS 症例に対し，どのような前周期調整が有効かを検討した[12]ところ，排卵直後から中用量ピル製剤を服用した群が最良であった（図4）．月経初期から長期間にピル製剤を服用する方法はネガティブフィードバック作用のみであり，卵胞期初期に上昇している内因性 FSH を緩徐にしか抑制できない．サージにより下垂体からゴナドトロピンが一斉に放出され枯渇した状態に，そのままピル製剤と自己黄体からの E と P による黄体期のネガティブフィードバックで抑制するほうが効率がよいのであろう．

⑥ピル製剤の服用期間

LH サージ後のピル製剤開始の場合，黄体期の期間のみの服用で十分だと考えている．よって，当院では排卵後 12 日間投与を標準としている．ただし，血中 FSH 基礎値が非常に高い症例において，12 日間投与では次周期に遺残卵胞が混在してくることがあり，そのような症例には 21 日間投与の個別対応を行っている．

表1	ピル製剤による前周期調整が勧められる症例

1. 卵巣予備能低下（低 AMH）
2. 月経不順（とくに卵胞期短縮型）
3. 月経初期の卵胞サイズが不均一
4. 卵胞内卵胞（二重卵胞）が目立つ
5. 成熟トリガー前に P が上昇することが多い
6. 主席卵胞の採卵において no cumulus や変性卵が多い
7. 黄体機能不全
8. PCOS

AMH：抗ミュラー管ホルモン，PCOS：多嚢胞性卵巣症候群

⑦どのような症例にピル製剤は有効か

表1にピル製剤による前周期調整が有効と思われる症例を列記する．いずれも遺残卵胞が混在しやすい傾向にある，もしくは混在が疑われる症例である．やみくもにピル製剤をルーティンで投与するのではなく，受診者の状態を把握し，効果が期待される対象者を選択することが肝要である．

⑧遺残卵胞と低刺激 ART

当院では月経周期の生理学的ホルモン動態に学び，FSH 濃度の低下が主席卵胞の選択につながることから，図5に示すようなイメージをもって診療を行っている．FSH 刺激に対する感受性の高い卵胞がピラミッドの上位に位置し，下方に向かう卵胞群ほど刺激への感受性が低い．よって自然周期では最上位の 1 個のみが主席卵胞として選択され発育し，単一排卵となり，クロミフェン刺激では第 2 層まで発育し合計 3 個程度，さらにゴナドトロピン製剤で刺激を加えると，第 3 層，第 4 層まで発育するため ART での採卵個数が増えてくるイメージである．感受性が高い卵胞とは FSH 受容体を有した顆粒膜細胞が豊富に存在する良好卵胞であり，自然界におけるヒトの生殖を鑑みると，そのような卵胞に良好卵子が含まれる確率を高くしているのではないだろうか．

遺残卵胞の混在はこのピラミッド理論を破綻させる．小さな胞状卵胞群が途中まで同調発育し徐々に単一卵胞が選択されてくるのではなく，月経初期より多めの顆粒膜細胞量を有する遺残卵胞が FSH 刺激によりそのまま大きく発育し主席卵胞となる．例えれば，競争のうえ勝ち上がったランナーではなく，フライングしているランナーである．当然のことながら，良好卵子が含まれる確率は低くなると推測される．低刺激 ART において採卵周期における刺激方法に焦点が当たることが多いが，われわれは少ない卵子数で良好な ART 成績を得るには，このピラミッド機構に乱れが生じている症例（周期）を見極め，是正することのほうが重要だと考えている．

⑨遺残卵胞と生殖

遺残卵胞は生殖医療を行ううえでは厄介な存在であるが，ヒトの生殖生理学的には非常によくできた機能だと推考される．周産期において加齢に伴うリスクの増加は明らかであり，妊娠・分娩は一定の年齢を超えた女性にとって生命を脅かす出来事となる．つまり女性の生命維

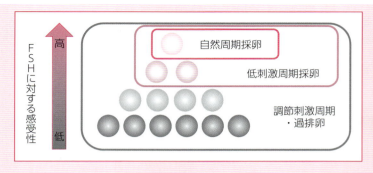

図5 刺激に対する発育卵胞数のイメージ

FSH：卵胞刺激ホルモン

持の観点からは，加齢とともに妊娠・分娩から遠ざかる機能は，むしろ望ましい生理現象と考えられる．その機能のなかで最もわかりやすいのは閉経であるが，高齢初産の目安となる35歳以降，胚の染色体異常が増加して不妊・流産に至るのも自衛の策であろう．さらに，今回のテーマである遺残卵胞も，適切な排卵時期に良好卵胞が排卵することを妨げようとする生理学的反応と捉えることもできる．加齢による卵巣機能低下によりFSH基礎値が上昇し，黄体期の低ゴナドトロピン状態が不完全となり胞状卵胞の退縮不全をきたし，遺残卵胞として次周期に混在する．実に巧妙な策に思える．

　高齢受診者に対しての生殖医療は，これらの自然の摂理に逆らった医療といえるかもしれない．われわれは閉経させない医療や，卵の染色体異常率を低下させる医療は提供できない．ただピル製剤を用い次周期に遺残卵胞が混在しにくい状態をつくる医療は提供できる．とくに，採卵個数の少ない低刺激ARTにおいては，"排卵競争に負けた卵胞群"を退縮に導く役割を担うピル製剤をうまく使っていくことが重要である．

＊＊＊

　1日50件を超える採卵を行う施設に15年勤務し，日々感じていたことを思うがままに書き留めた本稿を，最後までお読みいただいた諸氏には心より感謝いたします．異論・反論ある方もいらっしゃると存じますが，あくまで今回はコラムですのでご寛恕ください．今回の内容はARTのみならず一般不妊治療の臨床にも有益であると自負しております．月経10～12日目に排卵する周期をもつ症例に，タイミング指導や人工授精を繰り返すのではなく，どうしてそのような周期になっているかに目を向けていただきたいと思います．もしかしたら，前周期の排卵誘発剤による刺激が原因で，医原性の遺残卵胞が生じているかもしれません．

　本コラムがこれからの皆々様の臨床に少しでも役立つことがあれば幸甚に存じます．

謝辞

　生殖内分泌の世界にお導きください，本稿作成においてもご校正の労を賜りました大分大学名誉教授　宮川勇生先生に，この場を借りて深く御礼申し上げます．

● 文献

1) Law YJ, et al.：Reprod Biomed Online 2021；42：83-104.
2) Datta AK, et al.：Reprod Biomed Online 2021；43：223-232.
3) 福田淳一郎：産と婦 2021；88：1471-1476.
4) 森　崇英（総編集）：卵子学．京都大学学術出版会，2011；370-378.
5) Kumazawa Y, et al.：Mol Hum Reprod 2005；11：161-166.
6) Fukuda J, et al.：Int J Gynaecol Obstet 2016；132：309-313.

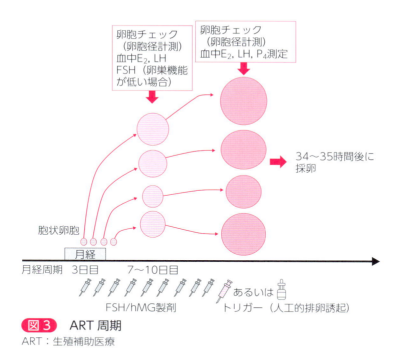

図3 ART 周期
ART：生殖補助医療

mL 以上で2〜3日間持続するとLHサージが生じるため，卵胞径が17 mmを超えたら，内因性を起こさせることなく，排卵誘起（トリガー）を決定する必要がある．

【ワンステップアドバイス】月経周期における卵胞チェックの注意点

① 図1で示すように，月経周期にあわせて卵胞チェックと採血を行うが，月経周期が25〜26日型の場合には月経終了直後に成熟卵胞がある場合があるため，6〜8日目で卵胞チェックを行う．一方で，月経周期が30日型の場合には9〜12日目あたりで卵胞チェックを行うこともできるため，患者の月経周期は必ず把握する必要がある．

② 卵胞チェックと同時に採血を実施するが，卵胞中期での卵胞チェックでは血中FSHも測定しておくと，内因性FSHがしっかりと分泌されているかが確認できる．卵胞サイズが月経周期にしては小さく，FSHが低い場合にはFSH/hMG製剤の追加も検討する．ただし，卵巣機能が低下している場合には内因性FSHも低く，FSH/hMG製剤にも抵抗性がある場合がある．

2 ART（生殖補助医療）周期（図3）

月経直後の卵胞周期（第1波）3日目からFSH/hMG製剤で卵巣刺激した場合，卵胞径14 mmを超えると卵胞発育のスピードが1.5〜2.0 mm/日（平均1.7 mm/日）となる[2]．

発育卵胞径が22〜24 mmを超えると，卵巣過剰刺激症候群（OHSS）の発症リスクが高まるだけでなく，採卵時の卵子回収率は低下してしまうため，卵胞径やE$_2$値から採卵誘起をする必要がある．一般的には，卵胞径が12.5 mm以下の場合に良好胚盤胞率が有意に低下し卵胞径が19〜24.5 mmの場合に良好胚盤胞率が有意に増加するため[3]，適切なタイミングで採卵を決定するべきである．

第1章 排卵誘発前に知っておくべきこと

　図3で示すように，FSH/hMG 刺激を 3 日目から実施し，患者の月経周期に合わせて卵胞発育をモニタリングし，hCG 製剤や GnRH アゴニストによるトリガーのタイミングを見逃さないことが，重要である．

【ワンステップアドバイス】排卵誘発を終えるタイミングの注意点

①採卵決定前の血中プロゲステロンが 1.5 ng/mL 以上の場合には排卵済みと判断するが，卵巣刺激中の卵胞は微量に P_4 を分泌されているため，多数の卵胞発育がある場合には合計値として P_4 が 1.5 ng/mL を越える場合があるため，その場合には排卵済みと判断しないように注意する必要がある．ただし，内膜はすでに P_4 により脱落膜化が始まっているため，新鮮胚移植はせずに，全胚凍結を考慮するべきである．

②保険適用により診療報酬では採卵術は基本点数および卵子の数〔（イ）1 個の場合，（ロ）2 個から 5 個までの場合，（ハ）6 個から 9 個までの場合，（二）10 個以上の場合〕により定められた加算により算定されることは留意すべきである．

③欧州ヒト生殖医学会（ESHRE）による Ovarian Stimulation for IVF/ICSI ガイドライン[4]では，①ゴナドトロピン投与量は 150〜225 単位を通常量とし，300 単位を超える量は利益があるとは考えられず勧めない（強い推奨），②ゴナドトロピン投与量は，刺激中に増減して妊娠率が改善した研究をとの報告はなく，卵巣刺激中の投与量調整（増量，減量）はおそらく勧められない（条件つき推奨），③FSH と hMG の優位性を示すものはない，と記載してある．

【ワンステップテクニック】排卵誘発を終えるタイミングのテクニック

①「血中 LH 値がいくつ以上になったら LH サージと考えるべきか」という質問をよく受けるが，LH サージが始まったといえる LH 値に関してのコンセンサスはないのが現状である．この問題に対しては，いくつかのエビデンスが存在するが，月経周期 3 日目の基礎値：LH 値をベースラインとした場合には 1.8〜6 倍に上昇した LH サージが始まったとする報告などがあるものの，かなりばらつきがあり，実際のところは現場での臨床力が試されるところである[5]．また自然周期ではあるが，LH サージの発現から排卵までの時間間隔の平均は 33.91 時間（95% 信頼区間＝30.79-37.03：6 試験，187 周期）であることから，従来知られている LH サージ後 36 時間での排卵というタイムコースは個人差があるので，注意が必要である[5]．

②「もし LH サージが始まってしまった場合にはどうしたらいいのか」という質問もよく受ける．2 つのパターンを下記に示す[6]（図4）．

　そろそろ LH サージが始まりそうな時期にはなるべく早めに来院を勧めたうえで，

　・LH サージが発来（LH＞10〜15 mIU/mL）し始めた場合，トリガーを即使用し，24〜31 時間で採卵する．

　・LH サージが（LH＞50 mIU/mL）起きてしまった場合，基本的には内因性 LH のみで，外因性トリガーは不要である．24 時間後に卵胞が存在しているかを確認し，その場合には採卵術へ移行する．

　ただし，FSH ベースの高い症例では，LH ベースも上昇することが多く，サージの有無の判断がむずかしく，採卵術当日に排卵済みとなっていることが多いので，しっかりとした患者説明が必要である．

3 排卵誘発を終えるタイミング

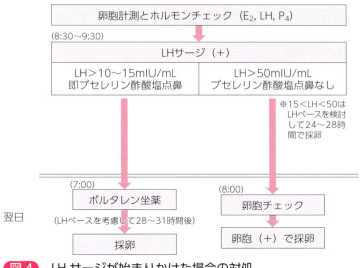

図4 LHサージが始まりかけた場合の対処

●文献
1) Stadtmauer LA, et al.(eds)：Ultrasound Imaging in Reproductive Medicine. Springer, 2019；249-271.
2) Stadtmauer LA, et al.(eds)：Ultrasound Imaging in Reproductive Medicine. Springer, 2019；273-283.
3) Shapiro BS, et al.：Fertil Steril 2022；117：1170-1176.
4) Ovarian Stimulation TEGGO：Hum Reprod Open 2020；2020：hoaa009.
5) Erden M, et al.：Hum Reprod Update 2022；28：717-732.
6) 貝嶋弘恒，他：臨婦産 2022；76（4増刊号）：155-159.

（太田 邦明）

第1章 排卵誘発前に知っておくべきこと

4 いざ採卵へトリガーを かけてみよう

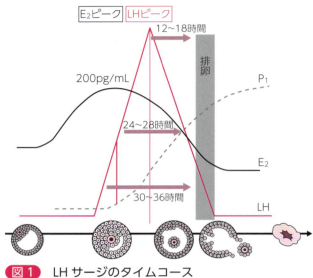

図1 LHサージのタイムコース

　排卵の起きるタイミングはLHサージの立ち上がりから30〜36時間後，エストロゲンのピークから24〜28時間後，LHサージのピークから12〜18時間後に起こる（図1）．とはいえ，①個人差があること，②発育速度に対して採卵が早すぎると未熟卵子の獲得につながること，③遅すぎると排卵済みになっていて採卵できない場合があること等から適宜トリガーの時間を変更することも排卵誘発後のトリガーには必要である．

1 人工的排卵誘起：トリガーの意味

・成熟卵子獲得のポイントは確実なトリガー

　発育した卵胞内に卵子は存在するが，卵胞が大きくなっても卵胞内の卵子は未成熟な状態，すなわち卵核胞（GV）をもった卵母細胞（GV期卵）の状態で存在している．この状態の卵母細胞は，まだ減数分裂が休止した状態である．発育した卵胞が産生したエストラジオールが脳下垂体に作用し，一過性に放出するLHサージの作用により，減数分裂が再開し，卵核胞崩壊（GVBD）が誘起され，第1減数分裂中期（MⅠ期）を経て第2減数分裂中期（MⅡ期）に至り，減数分裂を再び休止させることで卵胞内の卵子は成熟卵子となる（図2）．生殖補助医療（ART）における最終的な目的は，成熟卵子を排卵前に確実に得ることである．そのため，LHサージを人工的に再現する必要がある．

　このトリガーがしっかりとかからないと，卵胞内で卵子が成熟せずに，卵子を獲得できても未

4 いざ採卵へトリガーをかけてみよう

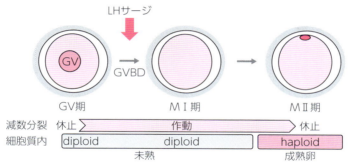

図2 卵胞内の卵子の成熟過程
GV：卵核胞，GVBD：卵核胞崩壊
MⅠ：第1減数分裂中期，MⅡ：第2減数分裂中期

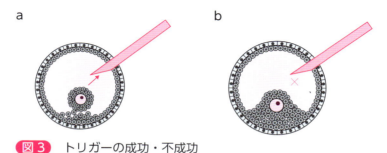

図3 トリガーの成功・不成功
a：しっかりとトリガーがかかっていると，卵丘細胞・卵子複合体が顆粒膜細胞層から剥離し，採卵時に簡単に吸引が可能になる．b：トリガーがかからないと，卵丘細胞・卵子複合体が剥離せずに，卵子が吸引できないことがある．

熟卵（GV，MⅠ）の場合や，卵丘細胞・卵子複合体が剥離せずに，卵子が獲得できないことがある（図3）．ただし，空胞や empty follicle syndrome（p.26）には別の病因もあり，すべてがトリガーの失敗とは限らないので患者説明時には注意が必要である．

2 トリガーの種類

・トリガーは flare up により内因性か hCG による外因性となる

1. GnRH アゴニスト製剤

　GnRH アゴニスト製剤は flare up 効果を利用した LH サージの誘起剤であり，子宮内膜症や子宮筋腫の治療薬剤である酢酸ブセレリン（ブセレキュア®；富士製薬，スプレキュア®；持田製薬，など）やリュープロレリン酢酸塩（リュープリン®；武田製薬）がある．排卵誘発時に使用する GnRH アゴニスト製剤は点鼻での製剤が用いられ，酢酸ブセレリン 300 µg/回を点鼻投与した場合，投与 30 分後から血中 LH 値は上昇を開始し，4 時間後に最高値（300～320 mIU/mL）に達し，8 時間経過しても高い血中 LH 濃度（＞100 mIU/mL）を示すため，内因性 LH サージの

動態と類似している[1]．GnRH アゴニストを用いた場合の利点は，その半減期が短いため hCG 製剤と比較して卵巣過剰刺激症候群（OHSS）の発症率が低いこと，投与経路が点鼻のため侵襲性が低いことである．一方，欠点としては，点鼻であるため適切な血中濃度に達せず卵核胞崩壊が起こらず未熟卵子（GV）で止まってしまうことや穿刺しても卵子が存在しない"empty follicle syndrome"のリスクが懸念されることである．さらに，GnRH アゴニスト製剤による flare up による LH サージは持続時間が短く（48 時間に対して 12〜36 時間），排卵後の黄体に対する LH のサポートが不十分であるため黄体機能不全を起こしうるので，新鮮胚移植の場合には注意が必要である[2]．

　ロング法やショート法など GnRH アゴニストを用いて排卵抑制（内因性の LH サージの抑制）を行う卵巣刺激法では，GnRH アゴニスト製剤をトリガーとして使用することはできないこと，また，FSH/hMG アンタゴニスト法では，誘起日当日にアンタゴニスト製剤を投与する場合，アンタゴニスト製剤によるトリガーを避けることに留意すべきである．

2．ヒト絨毛性ゴナドトロピン（hCG）製剤

　ヒト絨毛性ゴナドトロピン（hCG）製剤には，現在，ヒト尿由来の製剤とリコンビナント製剤の 2 種類がある（p.49）．

　hCG は 2 本のタンパク鎖，α鎖とβ鎖から構成されるヘテロダイマーである．一方，LH は卵胞刺激ホルモン（follicle stimulating hormone：FSH）と同様，下垂体前葉から分泌される糖タンパク質であり，hCG 同様 2 本のタンパク鎖α鎖とβ鎖を有しているα鎖は LH，FSH，hCG に共通で，β鎖は hCG，LH は約 80％の相同性がある．また，hCG と LH ともに同一のホルモン受容体（LH/CG 受容体）に結合するため，LH 製剤が存在しないわが国では hCG 製剤で代用している．ただし，血中半減期は hCG が 24 時間，LH が 2 時間であるため，hCG は作用時間が長く，hCG によってトリガーをかけた場合には OHSS に注意する必要がある．

❸ トリガーをかけてみよう

・LH と E_2 の値から LH サージ開始前，上昇期，ピーク期，下降期を予想する

　LH サージのタイミングは血中エストロゲン濃度 200〜300 pg/mL が 2〜3 日間持続するとポジティブフィードバックがかかり，LH のサージ状分泌が開始されるため，LH サージが開始される前にトリガーをかけることが重要である．

　それでは，一般的に採卵が午前中に行われる施設におけるトリガーのかけ方の具体的なスケジュールに関して図4 に示す．

　ただし，下記に示すのは自然周期あるいは低刺激〔クロミフェン（p.75），セキソビット（p.81），レトロゾール（p.86）〕のような血中エストロゲン濃度の総量が高くならない刺激方法によるものであり，下垂体系が抑制されている刺激方法〔GnRH アゴニスト法（p.101），GnRH アンタゴニスト法（p.104），PPOS 法（p.107）〕では，異なるため別稿を参考されたい．また，LH サージの上昇が予測される場合や，LH サージが上昇してきた場合には，GnRH アンタゴニスト製剤（p.47）を適宜使用することも考慮するべきである．

4 いざ採卵へトリガーをかけてみよう

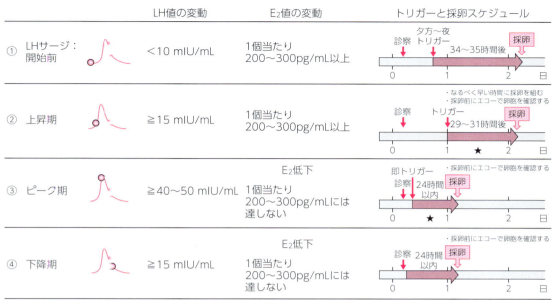

図4 トリガーの具体的なスケジュール

①LHサージが開始していない場合（LHが基礎値レベル）は，診察日の夕方〜夜間にトリガーを行い，投与から34〜35時間後である2日後午前中に採卵を行う．

　例：0日　　22時　　トリガー（hCGあるいはGnRHアナログ）
　　　0＋2日　9時　　採卵（35時間後）

②LHサージ開始後間もない場合（LH上昇期）は，診察日の深夜にトリガーを行い，投与から28〜32時間後である，2日後の早い時間帯に採卵を行う．排卵している可能性を十分に説明し，NSAIDsによる排卵予防を併用する（ワンポイントアドバイス参照 p.24）．採卵前に超音波で排卵してないことを確認することも必要である．

　例：0日　　23時〜24時　　トリガー（hCGあるいはGnRHアナログ）
　　　0＋2日　7時　　採卵（29〜31時間後）

③LHサージ開始から時間が経過している場合（ピーク期），さらにエストロゲン値も低下した場合には，即座にトリガーし，投与後24時間以内，すなわち翌日の朝に採卵を行う．排卵している可能性を十分に説明し，NSAIDsによる排卵予防を併用する（ワンポイントアドバイス参照 p.24）．採卵前に超音波で排卵してないことを確認することも必要である．

　例：0日　　即トリガー（hCGあるいはGnRHアナログ）
　　　0＋1日　7時　　採卵（24時間以内）

④LHサージが終了している場合（下降期），また卵胞あたりのエストロゲン値が低い場合には，当日中に排卵が起こると予想される．そのため，翌日採卵がむずかしいことが考えられるが，LHサージ後からの排卵の時間には個人差があることや複数の卵胞が発育している場合には診察時に小さい卵胞からの採卵が可能である場合もあるため，患者への採卵できないことを十分

第1章 排卵誘発前に知っておくべきこと

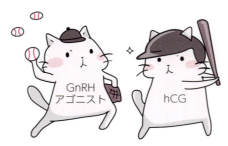

dual trigger のイメージ

説明したうえで，トリガーをせずに，診察翌朝に採卵を行う．採卵前に超音波で排卵してないことを確認することも必要である．

【ワンポイントアドバイス】NSAIDs による排卵の遅延・予防

LH サージのコントロールが困難な場合や早期黄体化が起こっている場合，特に自然周期やレトロゾール周期においては，LH サージのコントロールに苦慮することもある．このような場合，NSAIDs 投与により排卵の機序にかかわる cyclooxygenase-2 の活性を阻害し，排卵の遅延や予防を図ることができる．

使用例：例1　採卵予定の9時間および18時間前にボルタレン坐薬25 mg を使用する．
　　　　例2　採卵予定の8時間，16時間および24時間前にボルタレン坐薬25 mg を使用する．

【ワンステップテクニック】dual trigger

内因性の LH サージと外因性の hCG 投与の両方を用いた LH サージ誘起法（dual trigger）が，過去の採卵で未熟卵子が回収された場合でも，成熟卵子や良好胚の獲得を有意に向上させることが，近年報告されている[3]．その理由としては，LH 受容体に対する LH と hCG の両方の相乗効果だけでなく，GnRH アゴニストトリガー後の内因性 FSH サージが黄体形成（顆粒膜細胞層の発育/黄体化）における LH 受容体の形成，核の成熟，卵丘の膨張を促進することが推測されている[3]．

使用例：GnRH アゴニスト製剤を，採卵の35～36時間前に一度，さらに34～35時間前（初回から30～60分後）に再度点鼻投与し，これと合わせて34～35時間前に hCG 製剤を投与する方法である．

【ワンステップアドバイス～アドバンス編～】キスペプチンを介した卵子成熟

キスペプチンは，*Kiss1* 遺伝子によってコードされた視床下部神経ペプチドホルモンであり，視床下部のキスペプチン受容体（Kiss1-R）を介して作用し，GnRH 放出を促す．そのため，FSH と LH の分泌を促進し，排卵のトリガーになる．前項で紹介した hCG 製剤は LH 相当であるため，GnRH アゴニスト製剤によるトリガーは hCG 製剤より上位になるが，このキスペプチンはさらに上位からのトリガーが可能となり，オリゴペプチドキスペプチン1受容体アゴニスト（MVT-602）として開発されている．hCG 製剤がトリガー後7～10日間持続することにより OHSS のリスクが増加するが，GnRH アナログ製剤はトリガー後4～6時間で LH 値が最大（生理的 LH サー

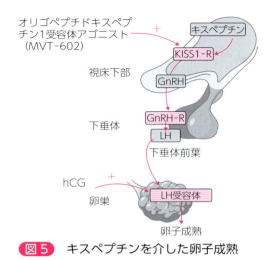

図5 キスペプチンを介した卵子成熟

ジの2～5倍）となり作用時間も短い．一方で，このキスペプチン製剤（MVT-602）は，血中動態が投与後に24.8時間でLH値が82.4 mIU/mLと最大値になり，33時間まで15 mIU/mL以上が持続し，生理的な分泌パターンと形成することが可能である．そして最大の特徴は生理的なLHサージと同様の振幅のLHサージを誘導し，卵成熟がより生理的な状態に近いため，卵子の質を向上させることが期待されている（図5）[4]．

● 文献
1) Porter RN, et al.：Lancet 1984；2：1284-1285.
2) Humaidan P, et al.：Fertil Steril 2015；103：879-885.
3) Haas J, et al.：Hum Reprod 2020；35：1648-1954.
4) Tsoutsouki J, et al.：Curr Opin Pharmacol 2022；67：102319.

（太田 邦明）

Column

空胞卵胞症候群

　採卵時に成熟した卵胞から卵子が回収されない事象を空胞卵胞症候群（empty follicle syndrome：EFS）とよぶ.

　EFS は真性 EFS と偽性 EFS に分類される. 両者の区別はトリガーが適切に投与されているか否かであり, その指標として血清 hCG, LH, プロゲステロンが用いられてきた. 採卵当日のその値が十分に上昇していれば真性 EFS, 低値であれば偽性 EFS とされる. ただ例えば hCG をトリガーとして用いている場合の基準は血清 hCG 5～161 IU/L と大きな幅があり, 標準化されていない[1-4].

　EFS の発生率は 0.034～7% と定まっておらず[2,5], 真性 EFS の原因はいまだよくわかっていないが, 加齢, 卵胞発育不全, 遺伝子異常と関連があると考えられている[6].

　黄体化ホルモン・コリオゴナドトロピン受容体（LHCGR）は排卵前の卵子の成熟と排卵に必要であり, その遺伝子変異が卵胞発育の阻害を導くことがわかっている[7-9]. ただし, LHCGR 変異を有する真性 EFS 症例が胚移植から分娩に至った報告もある. その報告では, 対策としてトリガーの hCG を増量し, 採卵までの時間を遅らせ, 未成熟卵体外培養を行った卵子に卵細胞質内精子注入法（intracytoplasmic sperm injection：ICSI）を行っている[10].

　透明帯は, 卵丘顆粒膜細胞と卵子の間および卵丘細胞間の結合を安定化し, 発育途上の卵子への栄養, 代謝産物の輸送を行う[11]が, それを構成する ZP タンパクの遺伝子変異も EFS の原因となる[12-24]. ZP タンパク遺伝子変異を有する症例で透明帯のない卵子が得られた場合も ICSI によって妊娠に成功する可能性がある[12,13].

　しかし, 遺伝子変異に起因する EFS はまれであり, 主因は採卵時の患者年齢であると考えられてきた[1,6,25,26].

　ただし, つぶさに見ていくと, 年齢を EFS のリスクファクターと見なしている研究は, おもに単変量解析にとどまり, 各ファクターの交絡を考慮した多変量解析はほとんどない. EFS の初報告以来 20 年にわたる症例報告や研究を対象としたシステマティックレビュー[2]では, 真性 EFS 患者の平均年齢は 33 歳で, 大半の卵巣予備能が正常範囲内であることから, 年齢は EFS に影響しないと結論づけている. 近年には, EFS のリスクファクターとして年齢ではなく AFC に焦点を当てる報告もある[26,27].

　EFS は初報告以来 40 年近く経過した現在も, 確立した定義がなく, 病因, リスクファクターについても十分に解明されていない. しかし, 生殖医療の大きな妨げとなり, 患者の心理的, 身体的, 経済的なストレスとなる.

　トリガーの適切な投与方法の徹底, 採卵の技術的な改善を図ることで偽性 EFS を減らすとともに, 真性 EFS への対策として遺伝子検査の普及も無用な採卵を減らす一助となるだろう. **ただ患者も医療者も真に望んでいるのは, 卵子の回収というよりも生児獲得に至るような培養可能な卵子を回収することである**[28]. 今後は EFS のみならず臨床成績に資するような卵子の回収に関する研究が待たれる.

● 文献
1) Aktas M, et al.：Fertil Steril 2005；84：1643-1648.

2) Stevenson TL, et al.：Fertil Steril 2008；90：691-698.

3) Reichman DE, et al.：Fertil Steril 2012；98：671-674.

4) Blazquez A, et al.：Hum Reprod 2014；29：2221-2227.

5) Meser TB, et al.：Fertil Steril 2011；96：1375-1377.

6) Zreik TG, et al.：Hum Reprod 2000；15：999-1002.

7) Onalan G, et al.：Hum Reprod 2003；18：1864-1867.

8) Yariz KO, et al.：Fertil Steril 2011；96：e125-130.

9) Yuan P, et al.：Hum Reprod 2017；32：944-953.

10) Lu X, et al.：J Clin Endocrinol Metab 2019；104：5877-5892.

11) Matzuk MM, et al.：Science 2002；296：2178-2180.

12) Liu W, et al.：Hum Genet 2017；136：975-985.

13) Chu K, et al.：Clin Genet 2020；97：787-788.

14) Altaf S, et al.：Fertil Steril 2021；115：1170-1171.

15) Wang J, et al.：J Assist Reprod Genet 2021；38：1459-1468.

16) Wu L, et al.：Clin Genet 2021；99：583-587.

17) Yang P, et al.：Fertil Steril 2021；115：1259-1269.

18) Zhang D, et al.：J Assist Reprod Genet 2021；38：251-259.

19) Jia W, et al.：J Assist Reprod Genet 2022；39：1205-1215.

20) Shen Y, et al.：Hum Reprod 2022；37：859-872.

21) Zhang Z, et al.：Hum Mutat 2022；43：180-188.

22) Zou T, et al.：Reprod Sci 2022；29：3516-3520.

23) Kong N, et al.：Front Genet 2023；14：1256549.

24) Sun L, et al.：Reprod Biomed Online 2023；46：847-855.

25) Baum M, et al.：Gynecol Endocrinol 2012；28：293-295.

26) Yakovi S, et al.：Gynecol Endocrinol 2019；35：305-308.

27) Inoue D, et al.：Reprod Med Biol 2023；22：e12553.

28) Mitsui J, et al.：Clin Exp Obstet Gynecol 2023；50：80.

（光井 潤一郎）

| 第1章 | 排卵誘発前に知っておくべきこと |

5 排卵誘発の適応と治療アルゴリズム

1 一般不妊治療における排卵誘発

- 排卵誘発は，おもに排卵障害を認める不妊女性，排卵を認めるが卵胞発育不全や黄体機能低下を呈する女性，原因不明不妊を呈する女性などが対象となる
- 一般不妊治療においては単一卵胞の発育を目指し，排卵障害の原因にあわせた排卵誘発法を選択する

1．多嚢胞性卵巣症候群（PCOS）

多嚢胞性卵巣症候群（PCOS）は，排卵障害を呈する代表的な疾患である．薬物療法としては，従来クロミフェン療法が第一選択であったが，アロマターゼ阻害薬のレトロゾールの優位性が臨床妊娠率，生児獲得率で示されており，欧米ではすでにレトロゾールが第一選択である[1]．日本でも保険適用となったことで，レトロゾールを第一選択とする施設が増えている．

PCOSにおいては，インスリン抵抗性を有することがあり，クロミフェン＋メトホルミンによる誘発が，クロミフェン単独より有効であることが報告されている[1]．

経口の排卵誘発剤が奏効しない場合，低用量漸増療法（p.95）の適応となる．抗ミュラー管ホルモン（AMH）のレベルが高い場合には，腹腔鏡下卵巣開孔術が考慮されることもあるが，AMHが低めの人は生殖補助医療（ART）を検討する．

2．中枢性卵胞発育不全

排卵誘発の事前検査にてFSH，LHが低値を示す卵胞発育不全においては，外因性ゴナドトロピンによる直接刺激はおもにゴナドトロピン〔hMG（p.38）〕を投与する．下垂体からのLHの分泌がある程度ある場合には，リコンビナントFSH（p.49）も考慮できる．

3．卵巣性排卵障害

特にFSHが25 mIU/mL以上で低エストロゲン値を持続的に呈する場合は，早発卵巣機能不全が疑われる．通常の排卵誘発法では難渋することが多く，ARTが必要となることが多い．「早発卵巣不全に対する調節卵巣刺激」（p.110）を参照いただきたい．

4．高プロラクチン血症

プロラクチノーマや薬剤性高プロラクチン血症などが除外された特発性の高プロラクチン血症には，通常アゴニスト（p.57）を選択する．

5．原因不明不妊

原因不明不妊に対して，年齢や不妊期間によって，排卵誘発，人工授精，生殖補助医療などを考慮する．タイミング法，人工授精，ARTというように侵襲の少ない順にstep upするのが基本ではあるが，不妊期間が長い場合には，人工授精，ARTから始めることも考慮できる．

5　排卵誘発の適応と治療アルゴリズム

❷　生殖補助医療（ART）における排卵誘発

- 患者の年齢，卵巣予備能，不妊原因，希望や環境などを考慮して排卵誘発法を選択する．卵巣予備能を評価する際には，AMH，胞状卵胞数（AFC），FSH や LH の基礎値などを参考にする
- 予測される獲得卵子数と卵巣過剰刺激症候群（OHSS）のリスクを勘案したうえで，安全性と妊娠率向上を目指して，個々の患者と相談する

　ART における排卵誘発法には，高卵巣刺激法と低卵巣刺激法がある．高卵巣刺激法は，できるかぎり多くの卵胞を発育させる方法であり，低卵巣刺激法は発育させる卵胞の数を抑えた誘発法である．GnRH アゴニスト法〔ロング法（p.101），ショート法（p.102）〕，GnRH アンタゴニスト法（p.104），PPOS 法（p.107）などが高卵巣刺激とし，クエン酸クロミフェン（p.32）やレトロゾール（p.86）などの内服薬を用い，hMG 製剤/FSH 製剤を用いない，もしくはその投与量を抑えた方法のことを低卵巣刺激とすることが多い．卵巣予備能が十分あり，なるべく多くの卵子の採取を目指す場合には高卵巣刺激法を選択し，OHSS のリスクが高く高卵巣刺激法が選択しにくい場合や，卵巣予備能が低い，または過去の高卵巣刺激法で採取した卵子数が少なかった場合に低卵巣刺激を選択することがある．

　排卵誘発法の選択には，患者の年齢，AMH，AFC，FSH や LH の基礎値などを参考にして決定する．患者の卵巣予備能から採取できる卵子数を予測し，一方で過剰卵巣刺激による OHSS のリスクを低減するために，最適な卵巣刺激法を選択することが重要である．

●文献
1) Wang, R., et al.：Hum Reprod Update 2019；25：717–732.

（平田 哲也）

Column

ボローニャ基準

　調節卵巣刺激に対して低反応で少数の卵胞しか発育せず，結果として採卵個数が少数である現象が最初に報告されたのは，1983年のことである[1]．その後，いわゆる poor responder といわれる状態が認識されるとともに，正確な臨床研究を行うためにも国際的な定義の必要性が唱えられた．それを受けて，欧州ヒト生殖医学会（ESHRE）が2010年3月にボローニャでワークショップを開催した．ワークショップのおもな目的は，低反応（POR：poor ovarian response）の定義と診断について合意に達することであった．その結果，必要最小限の基準として，以下の定義で合意に至った．POR と判断するには次の3つの特徴のうち，少なくとも2つが存在する必要がある[2]．

①患者年齢が高い（40歳以上）．またはその他の POR のリスクファクターがある．

②以前の POR（従来の刺激プロトコルで獲得卵子数3個以下）．

③卵巣予備能検査異常（胞状卵胞数カウント5〜7個，または抗ミュラー管ホルモン
　AMH 0.5〜1.1 ng/mL）．

　しかしながら，この基準は卵巣予備能が低下している現象のみに着目しており，*FMR1* 遺伝子や染色体の問題，子宮内膜症や感染の有無など，卵巣予備能を低下させる要因のすべてを包含しているため，臨床的予後の予測に用いることができないという問題点が指摘された[3,4]．

　上述のように，本基準は POR を画一的にスクリーニングする基準としては一定の有用性があると考えられる．しかしながら，この基準のみでは臨床的な予後の推測は困難であり，患者に与えられる情報が多くないことに留意すべきと考えられる．

● 文献

1) Garcia JE, et al.：Fertil Steril 1983；39：174-179.
2) Ferraretti AP, et al.：Hum Reprod 2011；26：1616-1624.
3) Papathanasiou A：Hum Reprod 2014；29：1835-1838.
4) Sarkar P, et al.：Fertil Steril 2023；120（3 Pt 2）：615-616.

（髙江 正道，鈴木 直）

Column

ポセイドン基準

　ポセイドン（Patient-Oriented Strategies Encompassing IndividualizeD Oocyte Number：POSEIDON）基準とは，ボローニャ基準で定義されてきた低反応（POR：poor ovarian response）患者の検出を目的としたものではなく，高度生殖補助医療の予後不良を予測することを目的とした基準であり，単純に卵巣予備能のみに着目しているわけではない[1].

　POSEIDON基準では，年齢（35歳）と卵巣予備能マーカー〔抗ミュラー管ホルモン（anti-Müllerian hormone：AMH），胞状卵胞数カウント（AFC）〕によって患者を4つのグループに分け，それぞれグループ1〜4とする（図1）[2].

　グループ1と2に関する調節卵巣刺激法の例として，アンタゴニスト法で75〜150 IUのリコンビナントFSHが最適であるとされているが，反応が乏しい場合にはFSH投与量の調節やDuoStim（同1周期の2回刺激）による複数回採卵が推奨されている．また，グループ3と4に対しては，アンドロゲン製剤投与の検討やDuoStimが初回からあらかじめ検討され，300 IU/日のFSH製剤投与と，刺激方法によってはダブルトリガー（LH製剤投与とGnRHa点鼻薬投与の複合）が推奨されている[3].　なお，6,889周期に対して調節卵巣刺激を行った研究では，グループ1と2にはPORが1.5％と3.2％存在し，グループ3と4では11.9％と36.5％存在したことが報告されている．さらに正倍数性胚を1個以上獲得する確率は，グループ1と2では97.0％と77.9％，グループ3と4では70.5％と44.8％であり，本基準が生殖補助医療の予後推定に有用であることが示されている[4].

	若年齢群	高年齢群
卵巣予備能 正常	**グループ1** 年齢＜35 AFC≧5, AMH≧1.2ng/mL	**グループ2** 年齢≧35 AFC≧5, AMH≧1.2ng/mL
卵巣予備能 低下	**グループ3** 年齢＜35 AFC≧5, AMH＜1.2ng/mL	**グループ4** 年齢≧35 AFC≧5, AMH＜1.2ng/mL

図1 ポセイドン基準

AFC：胞状卵胞数，AMH：抗ミュラー管ホルモン

〔Esteves SC, et al.：Front Endocrinol（Lausanne）2018；9：461を引用改変〕

●文献

1）Esteves SC, et al.：Front Endocrinol（Lausanne）2019；10：814.
2）Esteves SC, et al.：Front Endocrinol（Lausanne）2018；9：461.
3）Humaidan P, et al.：Front Endocrinol（Lausanne）2019；10：439.
4）Reig A, et al.：Fertil Steril 2023；120（3 Pt 2）：605–614.

（髙江 正道）

第2章 薬剤の基本：種類と作用機序
▶▶1 排卵誘発薬とその作用

1 クエン酸クロミフェン

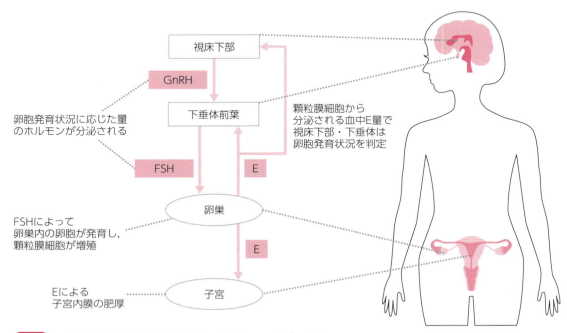

図1 卵胞発育調整機構（ネガティブフィードバック）
GnRH：ゴナドトロピン放出ホルモン
FSH：卵胞刺激ホルモン
E：エストロゲン

1 作用機序

- クエン酸クロミフェンはエストラジオールに競合拮抗作用をもつ排卵誘発剤である
- 第1度無月経や，希発月経に対して第一選択薬として用いられることが多い

　クエン酸クロミフェン（CC）は選択的エストロゲン受容体モジュレーター（SERM）に分類され，En-クロミフェンとZu-クロミフェンの幾何学異性体が存在し，En-クロミフェンのほうがZu-クロミフェンより力価が高いとされる[1]．エストラジオール（E_2）のエストロゲン受容体に対する親和性を100％とした際のEn-クロミフェンとZu-クロミフェンの親和性は0.1〜2％であり，クロミフェン製剤は多くてもE_2の2％程度しかエストロゲン活性をもたないweak estrogenであるといえる[2]．これらがおもに視床下部，脳下垂体のエストロゲン受容体に競合拮抗することでネガティブフィードバックに介入し，内因性の性腺ゴナドトロピンの分泌量を増加させて，卵胞発育を促進する（図1・2）．ネガティブフィードバックに介入する排卵誘発法は，ほかにシ

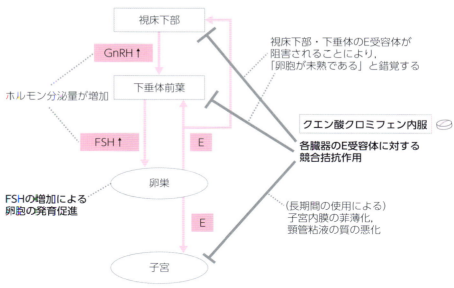

図2 クエン酸クロミフェンの作用機序
GnRH：ゴナドトロピン放出ホルモン
FSH：卵胞刺激ホルモン
E：エストロゲン

クロフェニルやレトロゾールなどがあり，副作用の面[3]や多嚢胞性卵胞症候群などの特定の疾患に対する有効性[4]に関して，CCと比較したその優位性も報告されている．しかしながら，1961年から使われ続けたその経験の豊富さから，本薬剤は現在も第1度無月経に対する排卵誘発の第一選択とされることが多く，一般不妊治療を行う医師にとっての「相棒」の地位は，確固たるものとなっている．

2 使用方法

- 排卵率の割に妊娠率はそれほど高くない
- 副作用に留意した診療・投与が必要である

　初回投与時は主席卵胞が決定される月経5日目から50 mg/日を5日間内服する．効果がなければ最大150 mg/日まで増量できる．
　クロミッド®錠（50 mg）　1回1錠　1日1回　月経5日目から5日間．
　効果がない場合は，クロミッド®錠（50 mg）　1回1錠　1日2回　5日間まで増量可．
　一般的に卵胞は径20〜22 mmで排卵するが，CC療法下では径25 mm程度で排卵するとされるため，それを踏まえて治療を行う．
　排卵率は60〜85％である一方で，全体の妊娠率としては30〜40％程度と，排卵率の割に妊娠率は低い[5]．また，後述する副作用への懸念からCCによる治療は6周期までとされている．

第2章　薬剤の基本：種類と作用機序

抗エストロゲン効果による副作用が疑われる（排卵期の内膜が8mm未満に菲薄化する）場合は次周期の投与を中止する，もしくは投与期間を3日間に短縮するなどの対策を講じる．

3 使用上の注意点，副作用

- クエン酸クロミフェンによる抗エストロゲンの副作用は他の薬剤と比べて強い
- 投与中は虚血性視神経症について留意しながら診察する
- 妊娠中に内服しなければ，胎児への影響は少ないと考えてよい

特徴的な副作用として，抗エストロゲン作用による子宮内膜の菲薄化（とそれによる着床不全），子宮頸管粘液の産生抑制がよく知られている．En-クロミフェンの消失半減期は5〜7日，Zu-クロミフェンは3週とされているが，胆汁中排出された後，腸肝循環により再吸収されことも明らかとなっており，投与後6週間までは糞便中に検出される[6]．これは，反復したCC療法を行うと，その分体内に蓄積されることを意味し，CCの抗エストロゲンによる副作用が他の薬剤よりも強いとされる理由の1つと考えられている．

その他，特徴的な副作用として，虚血性視神経症があるため，その徴候としての霧視に注意しながら診察を行うことが肝要である．

一般的な副作用として，多胎の発生率は5%程度，卵巣過剰刺激症候群（OHSS）の発生率は2%程度とされる．動物実験においては尿道下裂，神経管欠損との関連が示唆されて[7]おり，催奇形性のため妊娠中の内服は禁忌となっている．非妊娠時の排卵誘発においては長期に渡る投与経験にも関わらずヒトとの関連は示されていないため，胎児への影響は小さいものとしてよい．

● 文献

1) Glasier AF, et al.：Hum Reprod 1989；4：252-256.
2) 寺川直樹：臨婦産 1988；42：247-251.
3) Thompson LA, et al.：Fertil Steril. 1993 59：125-129.
4) Legro RS, et al.：N Engl J Med. 2014；371：119-129.
5) Kousta E, et al.：Hum Reprod Update 1997；3：359-365.
6) McKenna KM, et al.：Baillieres Clin Obstet Gynaecol 1988；2：545-565.
7) Scaparrotta A, et al.：Drug Saf 2017；40：761-769.

（山中 彰一郎，木村 文則）

第2章 薬剤の基本：種類と作用機序
▶▶ 1 排卵誘発薬とその作用

2 アロマターゼ阻害薬

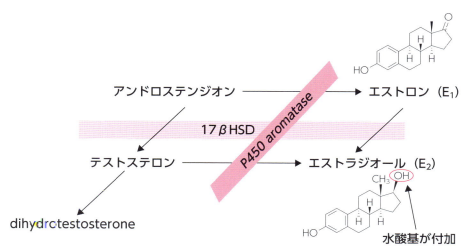

図1 エストロゲン生合成経路の説明図
エストロゲンは17βHSDにてエストロンからエストラジオールに変換される．
その際水酸基が1個付加される．
17βHSD：17β水酸化ステロイド脱水素酵素 type 1

1 作用機序

- アロマターゼはエストラジオール産生の rate limiting enzyme である
- 半減期が短い

　エストラジオールはその70％がアンドロステンジオン→テストステロンという経路からアロマターゼの作用により変換産生され，残り30％はアンドロステンジオン→エストロンから17β水酸化ステロイド脱水素酵素 type Iにより変換産生されることにより生合成される．どちらの経路においてもアロマターゼはエストロゲン生合成の最終段階を担っているため，エストラジオール産生の鍵酵素として知られている．このアロマターゼの作用を特異的に阻害する非ステロイド型のアロマターゼ阻害薬（aromatase inhibitor：AI）としてレトロゾールがある（図1）．
　元々AIのおもな適応は閉経後乳癌であり，ホルモン依存性乳癌の治療において全世界的に使われている．現在では一次治療，二次治療のみならず，chemoprevention としても使用されるが，以前から AI を短期間使用することにより卵胞発育がみられることが知られていた．半減期は約45時間であり，同じ内服排卵誘発剤であるクエン酸クロミフェンよりかなり短い．

第2章　薬剤の基本：種類と作用機序

② 使用方法

- 一般的排卵誘発でも多嚢胞性卵巣症候群（PCOS）でも使える
- クエン酸クロミフェンと比べ排卵誘発作用はマイルドで子宮内膜が薄くなりにくい
- 悪性腫瘍患者のエストロゲン値を低く維持しながら体外受精-胚移植を行うことができる

　月経3〜7日目の間にレトロゾール2.5 mg/日を5日間連続で内服するのが標準的である．無効の場合の増量は1錠ずつ行うが現在でも理想的な1日投与量は不明である（大半の研究では，レトロゾールは1日5 mgを5日間投与されている）．AIは2000年頃より不妊治療に用いられた報告があり，クエン酸クロミフェンのような抗エストロゲン作用が少なく子宮内膜菲薄化作用も弱い．排卵誘発効果に関しても，クエン酸クロミフェンよりやや弱く単一卵胞が育ちやすいといわれている[1]．レトロゾールはクエン酸クロミフェンと比較して，原因不明の不妊症の女性における過排卵の妊娠率を高めるだけでなく，多嚢胞性卵巣症候群（PCOS）女性において，クエン酸クロミフェンより生児出生率と妊娠率を改善するようである[2]．また，流産率と多胎妊娠率に差がないという確実性の高いエビデンスがある[3]．レトロゾールは体外受精においてゴナドトロピンと併用することでその必要性を減少させ，コストを低下させるとされている[4]．

　さらに，乳癌などの悪性腫瘍罹患者は，化学療法の前に採卵して凍結保存を行うことがある．この際，AIを併用した過排卵刺激によってエストロゲン値を低く維持しながら体外受精-胚移植を行うことができる[5]．図2にAIの作用機序を示す[6]．

③ 使用上の注意点，副作用

- 更年期症状に類似した軽度の副作用がある
- 胎児への悪影響はないと考えてよい
- 腹腔鏡下卵巣開孔術との比較はむずかしい

　副作用として消化管障害，ホットフラッシュなどがある．以前の報告ですべての先天異常発生率には影響がなかったものの，心奇形，四肢奇形が増えていた[7]．この報告は，レトロゾール使用群とコントロール群で年齢がマッチしていなかったという重大な欠点があったことが後になって指摘された[8]．今では，レトロゾールは半減期が短いこと，累積妊娠数，排卵誘発率もレトロゾールのほうが優れていたという報告が相次ぎ，流産率には有意差がなく，大奇形発生率も有意差はなかったことから，妊娠中でなければ普通に投与が可能であり[9]，保険診療にも組み込まれている．レトロゾールが腹腔鏡下卵巣開孔術と比較して生児出生率を増加させるかどうかは不明である．

2 アロマターゼ阻害薬

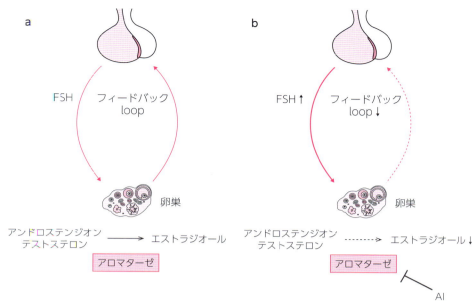

図2 アロマターゼ阻害薬の作用機序
a：定常状態での下垂体-卵巣系．下垂体からはFSHが分泌され，卵巣顆粒膜細胞においてアロマターゼによる作用によりエストロゲンがテストステロンなどから合成されている．エストロゲンはネガティブフィードバック loop により下垂体を制御している．
b：アロマターゼ阻害薬投与時の下垂体-卵巣系．アロマターゼ阻害薬の作用によりエストロゲン産生が一時的に低下する．低下によってネガティブフィードバック loop が解除されるため，下垂体からの FSH 産生が増加する．増加した FSH は卵巣に作用を及ぼし卵胞発育を促進する．
AI：アロマターゼ阻害薬
〔Pinilla L, et al.：Physiol Rev 2012；92：1235-1316〕

● 文献

1) Mitwally ME, et al.：Fertil Steril 2001；75：305-309.
2) Garcia-Velasco JA, et al.：Fertil Steril 2005；84：82-87.
3) Al-Fozan H, et al.：Fertil Steril 2004；82：1561-1563.
4) Mitwally ME, et al.：Hum Reprod 2003；18：1588-1597.
5) Muñoz E, et al.：Ecancermedicalscience 2015；9：504.
6) Pinilla L, et al.：Physiol Rev 2012；92：1235-1316.
7) Biljan MM, et al：Fertil Steril 2005；84（suppl 1）：S95.
8) Legro RS, et al.：N Engl J Med 2014；371：119-129.
9) Shao YH, et al.：J Obstet Gynaecol Can 2019；41：832-834.

（榎本 悠希，平池 修）

第2章 薬剤の基本：種類と作用機序

▶▶ 1　排卵誘発薬とその作用

3　hMG/pFSH 製剤

表1　ゴナドトロピンの同定と製剤開発の歴史

年	内容
1927年	hCG の同定（その後，胎盤で産生されることが判明）
1929年	ゴナドトロピンの同定（その後，性腺に対する作用別に LH，FSH と命名）
1930年	動物組織からのゴナドトロピンの抽出に成功（豚・羊の下垂体，その後妊馬血清からも成功）
1950年	ヒト尿由来のゴナドトロピン（hMG）の抽出に成功
1958年	ヒト下垂体由来のゴナドトロピン（hPG）の抽出に成功
1988年	遺伝子組換え FSH（rFSH）の開発に成功

〔Lunenfeld B, et al.：Front Endocrinol（Lausanne）2019；10：429.〕

表2　おもなゴナドトロピン製剤

分類	成分名	製剤名と単位・量	FSH：LH 比
尿由来 hMG 製剤	ヒト下垂体性性腺刺激ホルモン	HMG 注「あすか」® 75/150 IU	1：0.33
		HMG 注「フェリング」® 75/150 IU	1：1
		HMG 注「F」® 75/150 IU	1：0.33
尿由来 FSH 製剤	精製下垂体性性腺刺激ホルモン	uFSH 注「あすか」® 75/150 IU	1：0.0053
		フォリルモン® P 75/150 IU	1：0.0053
遺伝子組換え FSH 製剤	ホリトロピンアルファ	ゴナールエフ® 150/300/450/900 IU	1：0
	ホリトロピンデルタ	レコベル® 12/36/72 μg	1：0

1　ゴナドトロピン製剤の種類と特徴

- 尿由来の製剤は，LH 含有量によって hMG と pFSH に分類される
- 尿由来の製剤には供給の不安定性などの問題がある

- ゴナドトロピンは 1929 年に同定され，その後下垂体・尿からの抽出や遺伝子組換え製剤の開発へとつながった（表1）[1].
- ゴナドトロピン製剤には，閉経後婦人尿由来の hMG/pFSH 製剤と遺伝子組換えヒト卵胞刺激ホルモン製剤（recombinant FSH：rFSH）がある（表2）.
- 尿由来の製剤のうち，LH 含有量が FSH の 0.0053 以下のものを pFSH 製剤，それ以上のものを hMG 製剤という.

表3 ゴナドトロピンの臨床応用の歴史

年	内容
1941年	動物由来のゴナドトロピンによる排卵誘発
1962年	hMGを用いた排卵誘発により妊娠成立
1963年	ヒト下垂体由来のゴナドトロピンを用いた排卵誘発
1981年	IVF-ETにおいてhMGによる刺激法が確立
1995年	海外においてrFSHの使用が認可
2005年	日本においてrFSHの製造が認可

IVF-ET:体外受精・胚移植

〔Lunenfeld B, et al.：Front Endocrinol（Lausanne）2019；10：429.〕

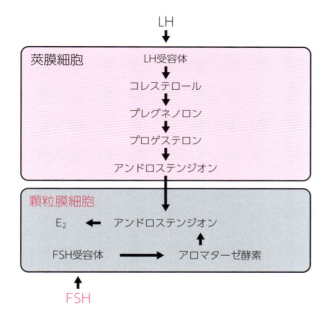

図1 卵巣に対するゴナドトロピンの作用

- hMG/pFSH製剤には未知の病原体の混入の可能性，原材料の不足による供給の不安定性，ロット間での効果のばらつき，自己注射用のキットが存在しないなどの課題があるが，薬価は安い．
- rFSHには痛みが軽い，アレルギー反応が少ない，自己注射用のキットが存在し用量調節がしやすいなどの利点があるが，尿由来の製剤に比べて薬価が高い．

2 ゴナドトロピン製剤の使用

- 第2度無月経にはhMG製剤を使用する

- 1941年に動物由来のゴナドトロピンを用いた排卵誘発が行われ，その後hMGを用いた排卵誘

第 2 章　薬剤の基本：種類と作用機序

　発や生殖補助医療（ART）への応用へとつながった（表 3）[1].

・卵胞の発育には LH によるアンドロゲン産生と FSH によるエストロゲンへの芳香化が必要となる（図 1）

・血中 LH 濃度が低い中枢性第 2 度無月経には，LH 含有量の多い hMG 製剤が適している.

・血中 LH 濃度が高い多嚢胞性卵巣症候群には，LH 含有量の少ない FSH 製剤や rFSH 製剤が適している.

● 文献
1) Lunenfeld B, et al.：Front Endocrinol（Lausanne）2019；10：429.

（岩佐 武）

第2章 薬剤の基本：種類と作用機序

▶▶ 1 排卵誘発薬とその作用

4 rFSH製剤

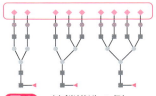

図1 糖鎖構造の例

〔Lispi M, et al.：Int J Mol Sci 2023；24：9020〕

1 rFSH製剤の種類

- rFSHにはホリトロピンアルファ，フォリトロピンベータ，ホリトロピンデルタがある
- 糖鎖構造の違いが製剤の特徴にかかわると考えられる

　遺伝子組換えヒト卵胞刺激ホルモン製剤（rFSH）にはホリトロピンアルファ，フォリトロピンベータ，ホリトロピンデルタがあり，現在わが国ではそれぞれを含有する製剤（ホリトロピンアルファ（ゴナールエフ®），フォリトロピンベータ（フォリスチム®），ホリトロピンデルタ（レコベル®））が販売されている．

　ホリトロピンアルファはチャイニーズハムスター卵巣細胞，ホリトロピンデルタはヒト胚性網膜芽細胞に由来するrFSHで糖鎖構造が一部異なる．

　ホリトロピンアルファがα2.3シアル酸構造をもつのに対して，ホリトロピンデルタはα2.3シアル酸構造に加えてN-アセチルガラクトサミン構造とα2.6シアル酸構造をもつとされる．

　糖鎖構造は半減期，受容体結合能，シグナル伝達などに影響を及ぼし，この違いが各製剤の特徴につながっていると考えられる（図1）[1]．

第2章　薬剤の基本：種類と作用機序

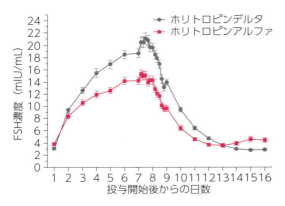

図2 ホリトロピンアルファとホリトロピンデルタ投与時の血清 FSH 濃度の推移

ホリトロピンデルタ 225 IU またはホリトロピンアルファ 225 IU を 7 日間反復投与

〔Olsson H, et al.：J Clin Pharmacol 2014；54：1299–1307〕

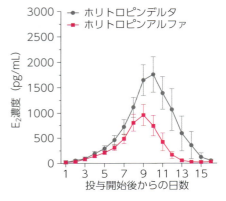

図3 ホリトロピンアルファとホリトロピンデルタ投与時の血清エストラジオール濃度の推移

ホリトロピンデルタ 225 IU またはホリトロピンアルファ 225 IU を 7 日間反復投与

〔Olsson H, et al.：J Clin Pharmacol 2014；54：1299–1307〕

2　rFSH の作用

　健康な女性に対して同じ力価（ラットでの in vivo Steelman–Pohley バイオアッセイから定量）のホリトロピンアルファとホリトロピンデルタを投与したところ，両者で薬物動態が異なることが判明した（図2）[2]．また，両者で卵巣への刺激強度も異なることが判明した（図3）[2]．

　ホリトロピンデルタの臨床効果はバイオアッセイから定量した力価では予測できないと考えられ，同剤の用量の表示には生物活性単位（IU）ではなく，タンパク質量（μg）が用いられることになった．

　ホリトロピンデルタでは採卵数に影響を及ぼす共変量として血清 AMH（抗ミュラー管ホルモン）と体重が特定され，これに基づいて目標採卵数を得るための個別化用量が設定された．

● 文献

1) Lispi M, et al.：Int J Mol Sci 2023；24：9020.
2) Olsson H, et al.：J Clin Pharmacol 2014；54：1299–1307.

（岩佐　武）

5 GnRH アゴニスト製剤

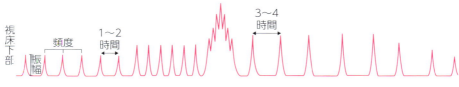

図1 GnRH のパルス状分泌

1 組成　作用機序

- GnRH は視床下部からパルス状に分泌されゴナドトロピンが分泌される
- GnRH アゴニスト投与により GnRH 受容体がダウンレギュレーションし，ゴナドトロピン分泌は低下する

　内因性 GnRH はアミノ酸10個からなるペプチドホルモンであり，視床下部の GnRH ニューロン末端から分泌され，下垂体前葉細胞の GnRH 受容体に結合しゴナドトロピン（LH, FSH）の分泌を促す．GnRH は視床下部からパルス状に分泌され（図1），ペプチダーゼにより2～4分の半減期で代謝され不活化されるため，ゴナドトロピンは律動的分泌を維持する．一方，GnRH アゴニスト（作動薬）は GnRH の50～200倍の生物活性を有し，その作用時間も長い[1]．このため GnRH アゴニストを投与するとゴナドトロピンの一過性の分泌亢進（flare up）を引き起こした後に，その強い受容体結合能と生物活性から律動的分泌が消失することにより，GnRH に対する下垂体の反応性は著明に低下する（脱感作）．さらに，GnRH 受容体は，GnRH アゴニストによる持続的な刺激により可逆的に受容体の数を減らし（ダウンレギュレーション），さらにゴナドトロピンの分泌は低下する（図2）[1]．

2 GnRH アゴニストが作用するまでの時間

- GnRH アゴニスト投与によりゴナドトロピンの一過性分泌亢進（flare up）がおこる
- GnRH アゴニストによる GnRH 受容体のダウンレギュレーションには数日かかる

　GnRH アゴニストは下垂体に直接作用し，GnRH 受容体をダウンレギュレーションすることにより下垂体からのゴナドトロピン放出を抑制する．しかし，ダウンレギュレーションが完成するまでには数日かかり，その間下垂体からはいわゆる flare up とよばれる一過性のゴナドトロピンの放出が起こる．

第 2 章　薬剤の基本：種類と作用機序

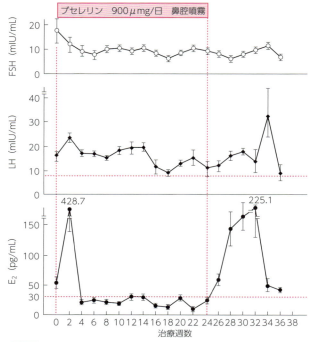

図 2　GnRH アゴニスト投与後のホルモン値
〔植村次雄：日産婦会誌 1991；43：N123-126〕

❸ ART において保険適用された GnRH アゴニスト

- ART における早発排卵防止に用いられる
- ART における LH サージの誘導に用いられる

　不妊治療に必要な医薬品として GnRH アゴニスト製剤では，生殖補助医療（ART）における早発排卵の防止を目的としてブセレリン酢酸塩（スプレキュア®）とナファレリン酢酸塩（ナサニール®）が，ART における卵胞成熟および黄体化，すなわち LH サージを誘導するトリガーとしてブセレリン酢酸塩が使用可能である．

　ブセレリン酢酸塩は，GnRH の 6 位および 10 位のグリシンをそれぞれ t ブチル D セリンおよびエチルアミドに置換した GnRH 誘導体である．ナファレリン酢酸塩は，GnRH の 6 位のグリシンを，D ナフチルアラニンに置換した GnRH 誘導体である．いずれの薬剤も生体内のタンパク分解酵素の酵素分解を受けにくくし，GnRH 受容体との親和性を高め，生物活性を増強し持続させた薬剤である．

❹ これまでの治療適応

- 子宮筋腫や子宮内膜症に用いられる

5　GnRH アゴニスト製剤

　元来，GnRH アゴニストの適応は子宮筋腫や子宮内膜症であり，GnRH 受容体のダウンレギュレーションによるゴナドトロピン分泌低下，さらにはエストラジオール産生が低下することによる偽閉経作用を用いて子宮筋腫，子宮内膜症の手術前に投与されたり，閉経前の逃げ込み療法として用いられたりしてきた．

　また，ART において，調節性卵巣刺激の際に，内因性ゴナドトロピンの分泌，内因性 LH サージを抑制し，早発排卵を予防するために用いられてきた．LH サージを外因性に制御できるようになったことは ART の大きな技術革新の 1 つである．2022 年の不妊治療に対する保険適用でも本治療法，すなわち調節性卵巣刺激における下垂体抑制（ART における早発排卵の防止）が保険適用となっている．

5　LH サージをより生理的に誘導するための flare up を用いた治療法

- LH サージの誘導に用いられる
- OHSS の発症が少ない

　GnRH アゴニストを使用開始した際の flare up 作用により，内因性ゴナドトロピンの分泌を一時的に起こすことが可能である．これを用いて調節性卵巣刺激におけるトリガー，すなわち人工的に LH サージを起こし，卵胞成熟を促すために使用されている．本法は hCG による LH サージに比して卵巣過剰刺激症候群（OHSS）発症が少ないことが知られている．

6　使用方法

- 下垂体抑制にも LH サージトリガーにも用いられる

1.　調節性卵巣刺激における下垂体抑制
　通常，1 回あたり左右の鼻腔に各々 1 噴霧（1 回あたりブセレリンとして計 300 μg）を 1 日 2〜3 回投与し，十分な効果が得られない場合は，1 日 4 回投与することができる．
2.　調節性卵巣刺激におけるトリガー
　左右の鼻腔に各々 1 噴霧投与を 1 回投与（1 回あたりブセレリンとして計 300 μg）とし，通常，採卵の 34〜36 時間前に 2 回投与するが，患者の反応に応じて，投与回数に 1〜4 回の範囲で適宜調節する．

7　特殊な使用方法

- 子宮内膜症合併不妊や反復着床不全に有効な可能性がある．

1.　子宮内膜症における妊孕性改善
　欧州ヒト生殖医学会（ESHRE）の子宮内膜症ガイドラインは，子宮内膜症合併不妊女性におい

第 2 章　薬剤の基本：種類と作用機序

て，生児獲得率を改善するために ART 治療前に GnRH アゴニストを長期投与することは，有益性が不確実であるため推奨されないとしている[2]．しかし，子宮内膜症患者の子宮内膜に発現する子宮内膜がん遺伝子 *BCL6* 高値例に対する GnRH アゴニスト療法は，受精率，着床率，臨床的妊娠率，流産率を改善することも報告されており，今後適応が絞られて ART 前の治療の用いられる可能性がある[3]．

2. 反復着床不全における妊孕性改善

　複数回の胚移植にても妊娠が成立しない反復着床不全（RIF）において GnRH アゴニストを投与することによる ART 治療成績改善の可能性が示されている．GnRH アゴニストとレトロゾールを 2 か月間投与し，その後ホルモン補充周期で凍結融解胚移植（FET）を施行したところ，GnRH アゴニストによる卵巣のエストロゲン合成減少，レトロゾールによるは局所および末梢組織でのエストロゲン合成阻害，双方によるインテグリン $\alpha v \beta 3$ 発現の改善をみとめたことから RIF に有効である可能性が示され，今後有効性が示されていく可能性がある[4]．しかし ESHRE による着床不全に対する勧告では，RIF 患者における GnRH アゴニストおよびアロマターゼ阻害薬を併用した移植前治療は有用であるかもしれないが，現時点では，これらの経験的使用は推奨されないとしている[5]．

●文献

1) 植村次雄：日産婦会誌 1991；43：N123–126．

2) ESHRE Endometriosis Guideline Development Group：Endometriosis：Guideline of European Society of Human Reproduction and Embryology. 2022；96–98.

3) Likes CE, et al.：J Assist Reprod Genet 2019；36：483–490.

4) Steiner N, et al.：Fertil Steril 2019；112：98–104.

5) Guideline Group on Unexplained Infertility：Hum Reprod 2023；38：1881–1890.

（福井 淳史）

第2章 薬剤の基本：種類と作用機序

▶▶1 排卵誘発薬とその作用

6 GnRHアンタゴニスト製剤

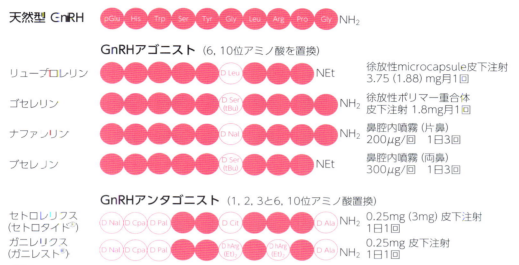

図1 日本で使用可能なGnRHアナログ製剤

1 作用機序

- GnRHアンタゴニストはゴナドトロピン分泌を即効性に抑制する
- 脳下垂体のゴナドトロピン分泌機能は作用後速やかに回復する

　GnRHアゴニストとアンタゴニストの薬理作用の特徴は，ゴナドトロピン分泌の抑制機序の違いにより説明できる．アゴニストは投与初期に一過性にゴナドトロピン分泌亢進とそれに伴うエストロゲンの分泌増加をみる（flare up現象）．その後に脳下垂体におけるGnRH受容体数の減少すなわちダウンレギュレーションが起こることにより，GnRHへの反応性が最終的には消失し，ゴナドトロピンの分泌抑制ついで卵巣ステロイドホルモンの分泌低下にいたる．また，flare up後の不応期にアゴニスト投与を中止してもすぐに受容体数が増加しないので，GnRHへの反応性の回復には時間がかかる．

　一方で，GnRHアンタゴニストはGnRH受容体への競合阻害により抑制効果を呈するため，投与直後よりゴナドトロピン分泌抑制作用がみられ，それに伴いエストロゲン分泌も抑制される．そのため，投与中止後も内因性のGnRHに対する反応性は保たれており，調節性・即効性に優れていると言える．また投与初期にflare upがないこと，迅速な可逆性によりエストロゲン消退症状も軽微であることも利点である（図1）．またLHはGnRHアゴニストと同様抑制されるが，FSH分泌はアゴニストより強く抑制される．短所としては，反復投与が必要であること，コストが高いことが挙げられる．

第2章　薬剤の基本：種類と作用機序

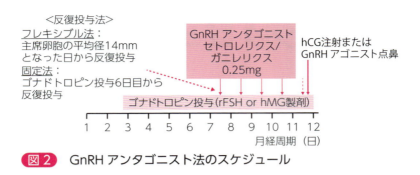

図2 GnRHアンタゴニスト法のスケジュール

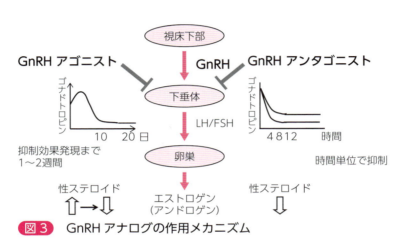

図3 GnRHアナログの作用メカニズム

　GnRHアナログは，下垂体からのゴナドトロピン分泌を選択的に抑制し，性腺機能を抑制する．当初GnRHアゴニストの開発が進み，初期の一過性のflare upがあるものの長期にわたり安定した抑制効果を得られることから，内因性ゴナドトロピン分泌（特にLHサージ）の抑制を併用する卵巣刺激法（ロング法/ショート法）に用いられるに至った．その後GnRHアンタゴニストが開発され安全性が確かめられると，flare upがなく調節性・迅速性に長けていることから，GnRHアゴニストに代わる薬剤として注目され，新たな調節卵巣刺激法としてアンタゴニスト法が開発されているGnRHアンタゴニスト法のスケジュールを図2に示す．

　GnRHの同定以降，GnRHアナログの開発は生理活性を強めるためにプロテアーゼによる分解を抑えることに主眼がおかれ，6位と10位のアミノ酸を置換することにより現在臨床応用されているGnRHアゴニストが登場した．一方でGnRHアンタゴニストは，さらに1・2・3位のアミノ酸を置換してアンタゴニスト作用を示し受容体との結合力を増大させるとともに，ヒスタミン遊離作用および水溶性が改善された．現在，ゴナドトロピンの迅速な抑制効果を示すセトロレリクス，ガニレリクスなどが卵巣刺激時にゴナドトロピン注射剤とともに併用する薬剤として臨床使用されている（図3）．これによりゴナドトロピン製剤を用いた卵巣刺激の際に危惧される内因性の早期LHサージ（LHの血中濃度の急速な上昇）を速やかに抑制できるため，採卵時に既排卵となり採卵キャンセルとなる率が減少し，安定した卵巣刺激のプロトコルが確立できる．

〈大石　元〉

第2章 薬剤の基本：種類と作用機序
▶▶ 1 排卵誘発薬とその作用

7 hCG/リコンビナント hCG 製剤

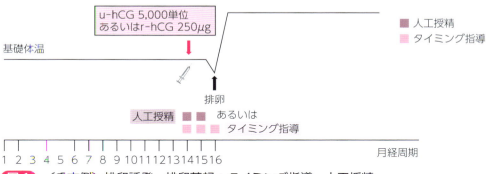

図1 〔処方例〕排卵誘発・排卵惹起；タイミング指導・人工授精

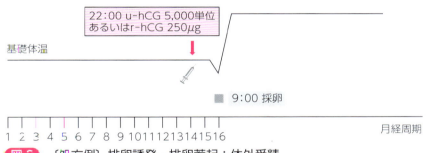

図2 〔処方例〕排卵誘発・排卵惹起；体外受精

1 構造と作用機序

- ヒト絨毛性ゴナドトロピン（hCG）は，α鎖とβ鎖をもつヘテロ2量体
- hCG 製剤にはヒト尿由来の hCG 製剤（u-hCG）と遺伝子組換え hCG（r-hCG 製剤）がある
- 半減期は，u-hCG は約 30 時間，r-hCG は約 35 時間と LH より長い
- r-hCG（コリオゴナドトロピン　アルファ）（オビドレル®）250μg は 6,500 単位に相当する

　胎盤で合成されるヒト絨毛性ゴナドトロピン（hCG）は，卵胞刺激ホルモン（FSH）や黄体化ホルモン（LH）とともに，ゴナドトロピンとよばれ，α鎖とβ鎖の非共有結合によるヘテロ2量体を形成する．α鎖はすべてのゴナドトロピンと甲状腺刺激ホルモン（TSH）に共通であり，一方，β鎖はそれぞれのホルモンに特異的な構造を有しているが，hCGのβ鎖はLHと類似性が高

第2章　薬剤の基本：種類と作用機序

い．したがって hCG 製剤は LH と同様の受容体（LH/CG）に作用し，排卵惹起，黄体賦活化などに広く用いられている．hCG の C 末端側は LH より 24 アミノ酸長い構造を有しており，この部分の糖鎖修飾の違いにより，LH と hCG の半減期が異なっている．

　hCG 製剤として，ヒト尿由来の hCG 製剤（u-hCG）と遺伝子組換え hCG（r-hCG 製剤）がある．r-hCG（コリオゴナドトロピン　アルファ）（オビドレル®）は遺伝子組換えチャイニーズハムスター卵巣細胞を使用して製造されており，そのアミノ酸配列は hCG と同様である．血中半減期は LH が約 20 分なのに対して，u-hCG は約 30 時間，r-hCG は約 35 時間と長い．いずれも LH/CG 受容体を介して作用する．r-hCG 250 µg は約 6,500 単位に相当するといわれている．

② 適応および使用方法

- u-hCG，r-hCG 製剤ともに，一般不妊治療，生殖補助医療に保険診療での使用が可能である
- 排卵誘発・排卵惹起，黄体補充のために主に用いられる
- hCG 製剤投与後，約 36〜38 時間で排卵する
- r-hCG（コリオゴナドトロピン　アルファ）（オビドレル®）はプレフィルドのペンタイプの製剤であり，在宅自己注射が可能である

　u-hCG（ヒト絨毛性性腺刺激ホルモン製剤）（ゴナトロピン®/注射用 hCG「F」），r-hCG（コリオゴナドトロピン　アルファ）（オビドレル®）のいずれも一般不妊において排卵誘発・黄体化，および生殖補助医療（ART）においての卵胞成熟・黄体化の保険適用を有する．

　r-hCG（オビドレル®）は，あらかじめ薬剤がシリンジ内に充填されたプレフィルドタイプであり，在宅自己注射指導を受けた患者では容易に自己注射が可能であり，利便性が高い．

1．排卵誘発・排卵惹起

　一般に hCG 投与約 36〜38 時間後に排卵するとされている．したがって，タイミングおよび人工授精周期では，卵胞が十分に発育したこと（主席卵胞 18 mm 以上）を確認し，u-hCG 5,000 単位あるいは r-hCG 250 µg を投与し，当日〜36 時間以内にタイミング指導あるいは人工授精を実施する[1]（図 1）．体外受精周期では，卵母細胞の成熟を促すトリガーとして，u-hCG 5,000 単位あるいは r-hCG 250 µg を投与し，34〜36 時間後に採卵を実施する（図 2）．通常 u-hCG 5,000 単位投与で十分なトリガー効果を有するが，生殖補助医療（ART）の卵胞成熟には u-hCG 10,000 単位まで保険での投与が認められている．u-hCG 5,000 単位と r-hCG 250 µg はほぼ同様の薬物動態を示しており，欧州ヒト生殖発生医学会（ESHRE）のガイドラインでも，u-hCG と r-hCG はトリガーとして等しく推奨されている[2]．

2．黄体補充（図 3）

　一般不妊における黄体機能不全症，新鮮胚移植あるいは自然周期凍結融解胚移植において，内因性のプロゲステロン産生を促進するため，hCG が用いられる．通常 u-hCG 1,000〜3,000 単位を 3〜4 日ごとに 3〜4 回程度筋注投与する[3]．

7 hCG/リコンビナント hCG 製剤

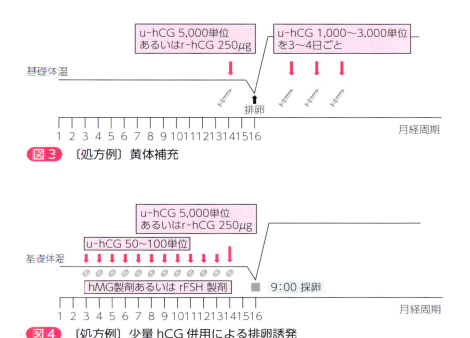

図3 〔処方例〕黄体補充

図4 〔処方例〕少量 hCG 併用による排卵誘発

3. 少量 hCG 併用による排卵誘発（図4）

近年，hMG 製剤の供給が不安定であり，また尿由来製品には感染等のリスクがあることから，recombinant FSH（rFSH）製剤がわが国においても主流になりつつある．下垂体機能不全のような低 LH 値を示す症例では，LH の代用として，卵巣刺激中に rFSH 製剤に u-hCG 50～100 単位併用することで rFSH 単独投与と比較して，着床率，出生率が高くなるとする報告がある[4]．ただし hCG の本使用法には保険適用はない．

4. 低ゴナドトロピン性男性性腺機能低下症に対する精子形成の誘導

低ゴナドトロピン性男性性腺機能低下症（male hypogonadotropic hypogonadism：MHH）の造精機能障害に対して，rFSH 製剤と u-hCG 製剤を併用する薬物療法が有効とされており，u-hCG（ゴナトロピン®）2,000～5,000 単位を週2～3回皮下投与する[5]．

3 使用上の注意点，副作用

- 多数の卵胞発育を認めた場合には卵巣過剰刺激症候群（OHSS）を助長する可能性があることに留意する
- 一般不妊治療において多胎リスクに十分配慮して hCG 製剤を使用する

排卵誘発・排卵惹起および黄体補充における hCG 製剤投与の使用上の注意点として，多数の卵胞発育を認めた場合には卵巣過剰刺激症候群（OHSS）を助長する可能性があることに留意しなければならない．特に OHSS のリスクファクターとされる血中 E_2（エストラジオール）高値

第 2 章　薬剤の基本：種類と作用機序

（≧3,000 pg/mL），発育卵胞数 20 個以上などの症例では hCG 製剤投与を避け，GnRH アゴニストによるトリガーが望ましい[3]．新鮮胚移植を考慮する場合には，OHSS のリスクに十分配慮し，GnRH アゴニストを併用し，hCG 製剤を減量（1,500 単位）するなどの工夫も必要である．

　また一般不妊治療において，16 mm 以上の卵胞を 4 個以上認める場合には，OHSS と多胎リスクを考慮し，hCG 製剤の投与は避けることが望ましい[3]．

●文献

1) Practice Committee of the American Society for Reproductive：MedicineFertil Steril 2020；113：305–322.
2) The Eshre Guideline Group on Ovarian Stimulation, et al.：Hum Reprod Open 2020；2020：hoaa009.
3) 日本生殖医学会（編）：生殖医療の必修知識 2020．日本生殖医学会，2023；356–363，435–444．
4) Propst AM, et al.：Fertil Steril 2011；96：898–904.
5) 日本泌尿器科学会（編）：男性不妊症診療ガイドライン 2024 年版．メディカルレビュー社，2024；38–41．

（小川 誠司）

第2章	薬剤の基本：種類と作用機序

▶▶ 1 排卵誘発薬とその作用

8 プロゲスチン製剤

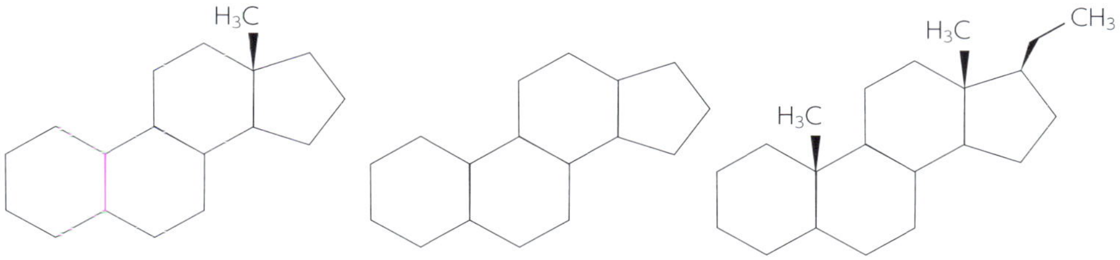

エストラン系　　　ゴナン系　　　プレグナン誘導体系

図1 プロゲスチンの構造的特性による分類

表1 各プロゲスチン製剤の排卵誘発関連における適応と一般的な1日投与量

一般名	略称	商品名	開始時期調整の用量	早発排卵防止の用量	黄体補充の用量
ジドロゲステロン	DYG	デュファストン®錠	5〜15 mg	20 mg	30 mg
クロルマジノン酢酸エステル	CMA	ルトラール®錠	2〜12 mg	無	2〜12 mg
メドロキシプロゲステロン酢酸エステル	MPA	ヒスロン®錠，後発品	2.5〜15 mg	5〜10 mg	無
ノルエチステロン	NET	ノアルテン®錠	5〜10 mg	無	無
ノルエチステロン・エチニルエストラジオール	NET・EE	ルナベル®配合錠，フリウェル®配合錠	1錠（14〜21日間）	無	無
ノルゲストレル・エチニルエストラジオール	—	プラノバール®配合錠	1錠（21日間）	無	無
レボノルゲストレル・エチニルエストラジオール	LNG・EE	ジェミーナ®配合錠	1錠（14〜28日間）	無	無
ドロスピレノン・エチニルエストラジオール	DRSP・EE	ヤーズフレックス®配合錠	1錠（14〜28日間）	無	無

開始時期調整：生殖補助医療（ART）における調節卵巣刺激の開始時期の調整，早発排卵防止：調節卵巣刺激下における早発排卵の防止，黄体補充：生殖補助医療（ART）における黄体補充，無：適応なし

1 作用機序

- プロゲスチンはプロゲステロン作用を有する合成化合物である
- プロゲスチンは世代，構造的特性により分類されている

　プロゲスチンはプロゲステロン受容体に結合し，体内で分泌される黄体ホルモン（プロゲステロン）の作用を模倣する合成化合物の総称である．一方，体内で分泌される黄体ホルモンと同じ成分から作られた製剤は，天然型プロゲステロン製剤と称される．プロゲストーゲンはプロゲステロン作用を有するプロゲステロン（天然）と，プロゲスチン（合成化合物）を包括した総称で

第2章 薬剤の基本：種類と作用機序

あり，ゲスターゲン，ゲストーゲンなどとも称され，プロゲステロン作用を有するすべての化合物のことを示す．また，プロゲスチンとエストロゲン化合物の合剤も産婦人科領域で広く使用されている．

プロゲスチン製剤のなかにはプロゲステロン活性のほか，アンドロゲン作用，抗アンドロゲン作用，エストロゲン作用なども有する製剤がある．そのため，目的に応じたプロゲスチン製剤の選択が重要となる．プロゲスチン製剤は市販された時期（世代）による分類と，構造的特性に基づいた分類により大別される．

1. 世代による分類（＊：現在 PMDA に収載なし）
・第1世代：ノルエチステロン（NET），メドロキシプロゲステロン酢酸エステル（MPA），クロルマジノン酢酸エステル（CMA），酢酸ノルエチステロン，エチノジオール酢酸エステル＊
・第2世代：レボノルゲストレル（LNG），ノルゲストレル
・第3世代：デソゲストレル（DSG），ノルゲスチメート＊
・第4世代：ドロスピレノン（DRSP），ジエノゲスト，ノメゲストロール酢酸エステル＊，トリメゲストン＊

市販された時期により上記のように分類され[1,2]，それぞれの世代によってプロゲステロンの活性が異なるほか，アンドロゲン作用に関連する副作用リスクが異なる．

2. 構造的特性による分類（＊：現在 PMDA に収載なし）

プロゲスチン製剤の構造的特性である，四環構造による分類として，テストステロンを基にしたエストラン系とゴナン系，およびプロゲステロンに構造が近いプレグナン誘導体系の3つに大別される[3]．それぞれの構造式を図に示した（図1）．
・エストラン系：NET，酢酸ノルエチステロン，エチノジオール酢酸エステル＊
・ゴナン系：おもに第2世代，第3世代のプロゲスチン
・プレグナン誘導体系：ジドロゲステロン（DYG），MPA，CMA，ノメゲストロール酢酸エステル＊，トリメゲストン

上記のように分類される．第4世代の DRSP はスピロノラクトンのアナログであり，プロゲステロン活性のほかに，抗ミネラルコルチコイド作用を有する独特のプロゲスチン製剤である．また，NET，LNG，DRSP，DSG などはエチニルエストラジオール（EE）との合剤が市販されている．

2 使用方法

・プロゲスチン製剤の一部は生殖補助医療（assisted reproductive technology：ART）において保険適用がある
・各製剤によって適応の有無，投与期間が異なっている

2022年4月より不妊治療における保険適用の範囲が拡大され，多くのプロゲスチン製剤において添付文書が改訂された．プロゲスチン製剤は，排卵誘発および排卵誘発の治療周期において，下記の3つの保険適用を有している．各プロゲスチン製剤の適応を表1にまとめて示した．

8 プロゲスチン製剤

1. 生殖補助医療（ART）における調節卵巣刺激の開始時期の調整

月経周期が不順である場合や，調節卵巣刺激の開始のスケジューリングのために，プロゲスチンとエストロゲン化合物の合剤である経口避妊薬（OCP）や，プロゲスチン製剤単独による月経のコントロールが国内外で広く行われている．表1に示すように OCP を1日1錠投与し，製剤により 14〜21 日間，14〜28 日間，21 日間など投与期間が異なる．DYG，CMA，MPA，NET は1日量を1〜3回に分割して投与する．

2. 調節卵巣刺激下における早発排卵の防止

本使用法は，プロゲスチン製剤をゴナドトロピン製剤と併用することで，早期 LH サージおよび早期排卵を抑制する PPOS 法で適応となり，表1に示すように DYG，MPA の一部が適応を有している．詳細については第3章「PPOS 法（p.107）」の項に譲る．

3. 生殖補助医療（ART）における黄体補充

本使用法は，生殖補助医療（ART）において新鮮胚移植や凍結融解胚移植を施行する際に適応となる．本使用法では，国内外において腟用のカプセル，坐剤，錠剤，ゲルなどの天然型プロゲステロン製剤が多く使用されている．以前までは筋注製剤の天然型プロゲステロンや，ヒドロキシプロゲステロンカプロン酸エステルも使用されていたが，製造・販売中止となったため，わが国において，筋注製剤は本使用法に対する適応を有していない．DYG は1回 10 mg を1日3回，CMA は1日 2〜12 mg を1〜3回に分割投与する．

3 使用上の注意点

- 調節卵巣刺激の開始時期の調整に使用する場合は，添付文書の注意点に留意する
- 黄体補充に CMA を用いる場合は胚移植日までの使用に限られる

1. 生殖補助医療（ART）における調節卵巣刺激の開始時期の調整

卵巣刺激前の OCP の使用により，生産率，継続妊娠率が低下すると報告した 2017 年のコクランレビューのメタアナリシス[4]や，GnRH アンタゴニスト法前の OCP 使用を推奨していない欧州ヒト生殖医学会（ESHRE）によるガイドライン[5]，などの記載を考慮する必要がある．わが国においても，プロゲスチン製剤，プロゲスチンとエストロゲン化合物の合剤において，本適応を有する製剤のすべてに，添付文書には「開始時期の調整を行わない場合と比べて，妊娠率や生産率が低下する可能性があるので，このことを患者に説明した上で，本剤の投与の要否は，患者ごとに治療上の必要性を考慮して慎重に判断すること」と記載がある．成績低下の機序として，プロゲステロン作用による子宮内膜受容性への影響や，低 LH（黄体化ホルモン）値が卵子の質に悪影響を与える可能性などが考えられているが，近年の別の報告では，OCP の使用による明らかな生産率の低下を認めておらず[6]，今後のさらなる検討が必要である．

2. 調節卵巣刺激下における早発排卵の防止

天然型プロゲステロン，CMA，MPA の一部，LNG，ジエノゲスト，OCP は保険診療上の適用を有していないことに注意する．

第 2 章　薬剤の基本：種類と作用機序

3. 生殖補助医療（ART）における黄体補充

　DYG，および CMA が適応を有するが，CMA については，出生した児における尿道下裂の発現が添付文書の注意事項に記載されており，投与期間が胚移植日までの使用に限られていることに注意する．

● 文献

1）Shoupe D：Contracept Reprod Med 2023；8：48.
2）Sitruk-Ware R：Drugs Aging 2004；21：865-883.
3）Lawrie TA, et al.：Cochrane Database Syst Rev 2011；(5)：CD004861.
4）Farquhar C, et al.：Cochrane Database Syst Rev 2017；5：CD006109.
5）The Eshre Guideline Group On Ovarian Stimulation, et al.：Hum Reprod Open 2020；2020：hoaa009.
6）Montoya-Botero P, et al.：Hum Reprod 2020；35：826-836.

（白澤 弘光）

第2章 薬剤の基本：種類と作用機序
▶▶ 1 排卵誘発剤とその作用

9 アゴニスト

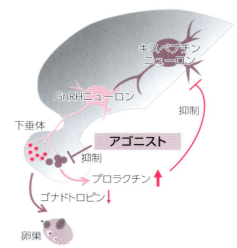

図1 高プロラクチン血症によるゴナドトロピン分泌抑制のしくみ

1 作用機序

- アゴニストは高プロラクチン血症の治療薬である
- 高プロラクチン血症は排卵障害の原因となる

　ドパミンは中枢神経系に存在する神経伝達物質の1つであり運動機能，精神機能，ホルモン調整などに関与している．ドパミンは下垂体前葉から分泌されるプロラクチンの放出抑制因子でもあり，プロラクチン分泌を抑制的に制御している．プロラクチンは乳蛋白や乳汁分泌を促進する作用をもつが，高プロラクチン血症は乳汁漏出のほか，排卵障害を引き起こすため無月経や稀発月経，無排卵周期症などの月経異常の原因となる．高プロラクチン血症がキスペプチンニューロンに影響を与えて視床下部GnRHの分泌を抑制し，下垂体からの内因性ゴナドトロピン（LH，FSH）の分泌が抑制されるためと考えられる[1]（図1）．高プロラクチン血症によるゴナドトロピン分泌抑制を正常化させるために用いられるのがプロラクチン抑制因子であるアゴニストである．

2 適応

- 高プロラクチン血症の原因を調べる

　高プロラクチン血症の原因として薬剤性，原発性甲状腺機能低下症，プロラクチン産生下垂体腺腫，ドパミン分泌不全が原因と考えられる機能性の高プロラクチン血症があげられる．薬剤性

第2章　薬剤の基本：種類と作用機序

| 表1 | ドパミン作動薬の種類と用法用量 | ＊販売中止 |

一般名（商品名）	用法・用量
カベルゴリン（カバサール®）	1週間に1回就寝前投与する．1日量0.25 mgから始め，2週間以上の間隔で1回量を0.25 mgずつ増量し，1回量0.25〜0.75 mgで維持する．
テルグリド（テルロン®＊）	1回0.5 mgを1日2回食後に内服．症状により適宜増する．
ブロモクリプチン（パーロデル®）	1日1回2.5 mgを夕食後に内服．効果をみながら1日5.0〜7.5 mgまで漸増し，2〜3回に分けて食直後に内服する．

の場合は原疾患とのバランスを考慮して薬剤の中止や減量で高プロラクチン血症は改善する．甲状腺機能低下症では甲状腺ホルモンの補充が必要である．

・排卵障害など症状のある場合に使用する

　手術の必要のない下垂体プロラクチン腺腫や機能性の高プロラクチン血症が存在し，かつ排卵障害や乳汁漏出など症状がある場合にドパミン作動薬による薬物療法が必要となる．負荷試験により診断される潜在性高プロラクチン血症に対する治療の有用性は認められておらず，高プロラクチン血症を呈するが臨床症状のないマクロプロラクチン血症に対しても治療を行う必要はない．

3 ドパミン作動薬の種類と使用方法・副作用

・3種類のドパミン作動薬がある
・悪心・嘔吐といった副作用がある
・カベルゴリン（カバサール®）は内服回数が少なく使いやすい

　現在アゴニストとして3種類が使用可能である．3種類のドパミン作動薬の種類と用法を表1に示す．
　カベルゴリン，テルグリド（現在販売中止），ブロモクリプチンの順に新しく副作用が少ない．副作用は悪心・嘔吐などの消化器症状が古い薬剤順に出やすい．またこれらのドパミン作動薬のまれな副作用として心弁膜症の報告もあり注意を要する．近年は週1回の内服でコンプライアンスがよく，悪心・嘔吐の出現率が低いカベルゴリンが第一選択薬として推奨されている[2]．

4 使用上の注意点

・排卵周期が回復しない場合は排卵誘発剤を使用する
・妊娠が判明したときは原則として中止
・カベルゴリンは卵巣過剰刺激症候群（OHSS）の予防薬としても使用される

　ドパミン作動薬は高プロラクチン血症を正常化させる薬剤であり，挙児希望のある患者で排卵周期が回復しない場合は一般不妊治療に準じて排卵誘発剤に変更あるいは併用する．妊娠が判明

した場合には原則として薬物療法を中止する必要があるが，下垂体プロラクチン産生腫瘍が存在する場合，腫瘍が増大することがあり，慎重な観察が必要である．カベルゴリンは生殖補助医療（ART）に伴う卵巣過剰刺激症候群（OHSS）の発症予防薬としても使用されるが，その場合の用法・用量は高プロラクチン血症に対する治療とは異なるので注意を要する．

●文献

1) Melmed S, et al.：Williams Textbook of Endocrinology. 14th ed, Elsevier, 2020；190-196.
2) Melmed S, et al.：J Cin Endocrinol Metab 2011；96：273-288.

（金崎 春彦）

第2章 薬剤の基本：種類と作用機序
▶▶ 1 排卵誘発薬とその作用

10 エストロゲン製剤

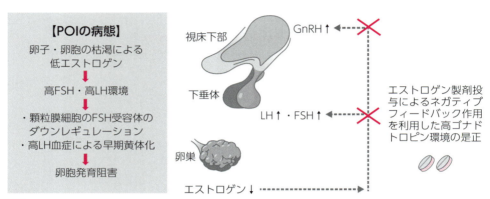

図1 POIの病態とエストロゲン製剤の作用機序
POI：早発卵巣不全，FSH：卵胞刺激ホルモン，LH：黄体化ホルモン，GnRH：ゴナドトロピン放出ホルモン

1 作用機序

- 早発卵巣不全における高ゴナドトロピン環境を是正することで卵胞発育を誘導する．

　早発卵巣不全（primary ovarian insufficiency または premature ovarian insufficiency：POI）とは40歳未満で卵巣性無月経となったものであり，無月経患者の5〜10％を占める．POIでは卵胞の枯渇によりエストロゲンが極度に低下しているためネガティブフィードバックがかからず，高ゴナドトロピン血症を呈する．このような環境下では，わずかに残存している顆粒膜細胞のFSH受容体がダウンレギュレーションを起こし，FSH依存性の卵胞発育が開始しなかったり，高LH血症が早期黄体化を促進することで卵胞発育を阻害したりする．また，エストロゲンの原始卵胞の活性化を促進する作用やFSH反応性を増強する作用が得られないため，わずかに存在する残存卵胞の発育がさらに抑制される．つまり，低エストロゲン状態かつ高ゴナドトロピン環境が卵胞発育を阻害している．よって，エストロゲン製剤投与により，ネガティブフィードバックを介してゴナドトロピンを抑制することで，卵胞発育を誘導できる可能性がある（図1）．

2 使用方法

- 消退出血3日目頃から結合型エストロゲン製剤を連日内服する
- 血中FSH値の低下やエストロゲン値の上昇を確認する
- 卵胞の出現を見逃さないようにする

10 エストロゲン製剤

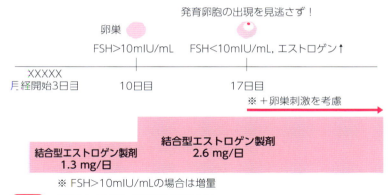

図2 エストロゲン製剤の使用方法
FSH：卵胞刺激ホルモン

消退出血3日目頃からプレマリン®錠（1.25 mg/日）を連日内服し，血中FSH値が10 mIU/mL以下になるのを目標とする．FSH値が低下しない場合は，2.5 mg/日に増量する（図2）．POI症例では，卵巣が委縮しており経腟超音波検査で同定が困難なことも多い．しかし，高ゴナドトロピン環境のために，卵胞発育が急に誘導され早発排卵となってしまうことが多いので，小卵胞の出現を見逃さないようにする必要がある．血中エストロゲン値の上昇は卵胞発育が誘導されているサインである．一般的に結合型エストロゲン製剤（1.3 mg/日）の投与では，血中エストロゲン値は30 pg/mL程度となる．それに比して上昇している場合は，丹念に発育卵胞を検索することが重要である．また，結合型エストロゲン製剤の内服で副作用が出る場合や，肝機能障害がある場合は，必要に応じて経皮吸収型エストロゲン製剤を用いる．血中FSH値の低下が得られた場合は，ゴナドトロピン製剤やクエン酸クロミフェンを用いた卵巣刺激も考慮していく．

3 使用上の注意点，副作用

- エストロゲン依存性腫瘍や血栓症の既往の有無を問診する
- 長期投与による破綻出血について患者に説明する
- 卵胞発育が得られない場合は消退出血を誘導する

結合型エストロゲン製剤はエストロゲン依存性腫瘍（乳がん，子宮内膜がん）の患者や，乳がんの既往歴のある患者，血栓症の既往歴がある患者には禁忌となっている．投与中も血栓症の発症に注意する必要がある．また，投与が長期間となる場合は子宮内膜肥厚に伴う破綻出血をきたすことがあるので患者に説明しておく必要がある．エストロゲン製剤投与（＋卵巣刺激）を行っても，POI症例では卵胞発育がみられないことが多い．その場合は，定期的に消退出血を起こすことで子宮内膜増殖症や子宮体癌の発生を防ぐ必要がある．

（田村 功）

第2章 薬剤の基本：種類と作用機序

▶▶ 1 排卵誘発薬とその作用

11 メトホルミン

表1 PCOS に対するメトホルミンの処方例

効能または効果	排卵誘発	生殖補助医療における調節卵巣刺激
適応	肥満，耐糖能異常，またはインスリン抵抗性*のいずれかを呈する PCOS 女性に限る	
	糖尿病と合併する PCOS では糖尿病の治療を優先すること	
注意点	ゴナドトロピン製剤を除く排卵誘発薬（抗エストロゲン薬）で十分な効果が得られない場合にメトホルミンの併用を考慮すること	
処方例	・抗エストロゲン薬との併用で使用する ・500 mg/日，分 1 で開始し，1,500 mg/日，分 2～3 まで増量 ・排卵までに中止する	・他の卵巣刺激薬との併用で使用する ・500 mg/日，分 1 で開始し，1,500 mg/日，分 2～3 まで増量 ・採卵までに中止する

メトホルミン塩酸塩錠の添付文書から引用し改変.
＊：インスリン抵抗性の評価は homeostasis model assessment-insulin resistance（HOMA-IR, HOMA-IR＝〔空腹時の血中インスリン濃度 μU/mL〕×〔空腹時血糖値 mg/dL〕÷405）が汎用されている．HOMA-IR が 1.6 未満は正常，2.5 以上がインスリン抵抗性ありとする規準が多く用いられている．日本産科婦人科学会生殖・内分泌委員会が行った調査では，わが国の PCOS 患者では，HOMA-IR≦1.6 の症例は 50.1％であり，HOMA-IR≧2.5 の症例は 32.8％であった[2].
PCOS：多嚢胞性卵巣症候群

　メトホルミンはインスリン抵抗性改善薬に分類される 2 型糖尿病の治療薬である．2022 年の不妊症に対する保険診療の改定に伴い，メトホルミンは多嚢胞性卵巣症候群（PCOS）の治療にも保険適用となった．メトホルミンが PCOS 女性に使用された当初は，体重減少，月経の正常化，排卵誘発効果，流産率の低下，妊娠糖尿病や妊娠高血圧症候群の予防などの多様なメリットが報告され，メトホルミンは PCOS 女性に必要不可欠な薬剤と考えられていた．しかしながら，これらのメトホルミンの有用性は現在否定されており，月経の正常化や排卵誘発においても使用は限定的である．

1 メトホルミンの効果

・メトホルミンのおもな作用は，肝臓における糖産生の抑制とインスリン抵抗性の改善である
・メトホルミンの排卵促進作用は，インスリン抵抗性の改善による性ホルモン結合グロブリン（SHBG）の増加による高アンドロゲン血症の改善による

　メトホルミンは，ビグアナイド系の経口糖尿病薬（BG 薬）であり，スルホニル尿素系の経口糖尿病薬（SU 薬）とは異なり，インスリン分泌を促進しない．メトホルミンは，おもに肝臓，骨格筋，脂肪組織で作用するほか，腸管での糖質吸収を抑制する．その血糖降下作用は，肝臓における糖新生の抑制である．また，メトホルミンは骨格筋でのグルコース取り込みを促進し，イ

11　メトホルミン

ンスリン抵抗性を改善し高インスリン血症を是正する．血中インスリンが低下した結果，肝臓での性ホルモン結合グロブリン（sex hormone binding globulin：SHBG）産生が増加する．SHBGの増加により血中の遊離テストステロンが低下し，卵巣の高アンドロゲン環境が改善され，卵胞発育が促進する．

② PCOS 女性における治療の原則

- PCOS 女性で過体重がある場合，生活習慣の改善と運動を指導する
- 挙児希望のない場合，子宮内膜保護を目的に，周期的黄体ホルモン投与または経口避妊薬の投与を実施する
- 挙児希望のある場合，排卵誘発剤として，抗エストロゲン薬を第一選択とする

　生殖年齢の PCOS 女性に対する治療のおもな目的は，①unopposed estrogen による子宮内膜癌の予防，②排卵障害による不妊治療の 2 つである．メトホルミンはいずれの治療目的についても有益性が乏しく，第一選択薬として推奨されない．

　PCOS 女性の治療の原則は，肥満のある女性では，生活習慣の改善と運動が最も重要である．生活習慣や運動での体重減少が困難な場合，薬物療法の適用となる．

　挙児希望のない PCOS 女性に対しては，周期的な黄体ホルモン投与が第一選択である．また，経口避妊薬は，黄体化ホルモンの低下，肝臓での SHBG の増加，定期的な消退出血により，高アンドロゲン血症の改善と子宮内膜保護作用を発揮する．

　挙児希望の PCOS 女性に対しては，レトロゾールやクエン酸クロミフェン（CC）などの抗エストロゲン薬が，後述するエビデンスから第一選択となる．

　このように，メトホルミンは挙児希望の有無にかかわらず，PCOS 女性に対して第一選択とはなりえず，その投与は限定的である．

③ 挙児希望 PCOS 女性に対するメトホルミンのエビデンス

- メトホルミン単独は CC 単独と比較して排卵率，妊娠率，生産率が低い

　挙児希望 PCOS 女性に対する排卵誘発は，レトロゾールと CC などの抗エストロゲン薬が第一選択である．

　挙児希望のある PCOS 女性に対するメトホルミンの有効性については，2012 年にメタ解析が報告されている．その結果，①メトホルミン単剤投与群はプラセボ投与群と比較して，妊娠率が向上するが生産率は向上しない，②メトホルミン単剤投与群は CC 単剤投与群と比較して，排卵率，妊娠率および生産率が低い，③CC＋メトホルミン併用群は CC 単剤投与群と比較し，排卵率および妊娠率は向上するが，生産率は向上しないと結論された[1]．

第2章 薬剤の基本：種類と作用機序

63

第2章　薬剤の基本：種類と作用機序

4 挙児希望 PCOS 女性に対するメトホルミンの適応

- PCOS 女性の排卵誘発では，メトホルミンは，肥満，耐糖能異常，インスリン抵抗性のいずれかを呈し，抗エストロゲン薬で効果のない場合にのみ使用する．

　挙児希望 PCOS 女性に対する排卵誘発を目的としたメトホルミンの適応を表1[2]に示した．

　現在，メトホルミンの先発品としてグリコラン®錠250 mg，メトグルコ®錠250 mg，500 mg があり，そのほか後発医薬品が10社以上から販売されている．表1[2]は，メトホルミンの添付文書からの引用・改変した内容となっており，単に PCOS だけではメトホルミンは保険適用とはならない．すなわち，挙児希望 PCOS 女性の排卵誘発には，肥満，耐糖能異常，またはインスリン抵抗性を有し，抗エストロゲン薬で排卵誘発効果が得られない症例に対して抗エストロゲン薬とメトホルミンを併用する．具他的な処方例を表1[2]に示した．

● 文献
1) Tang T, et al.：Cochrane Database Syst Rev 2012；5：CD003053.
2) 水沼英樹，他：本邦における多嚢胞性卵巣症候群の新しい診断基準の設定に関する小委員会検討結果報告．日産婦会誌 59：868-886，2007．

（髙橋 俊文）

第2章 薬剤の基本：種類と作用機序

▶▶ 2 トリガーとその作用

1 ヒト絨毛性ゴナドトロピン

表1 わが国でトリガーに使用される薬剤の特徴

誘起方法	hCG 製剤		GnRH アゴニスト製剤
薬剤名	遺伝子組換え hCG 製剤（コリオゴナドトロピンアルファ）	ヒト尿由来 hCG 製剤	酢酸ブセレリン
商品名	オビドレル	HCG モチダ HCG「F」 ゴナドトロピン	スプレキュア
用量	1A（250 μg）	5,000〜10,000 単位	300 μg×1〜4 回
投与経路	皮下注	筋注または皮下注	点鼻
LH サージの確実性	高い	高い	低い
薬剤濃度の上昇	遅い	遅い	速い
T max	22 時間（12〜48）	17.3±6.0 時間	43.8 分
薬剤の消失	遅い	遅い	速い
血中半減期	35.6±5.4 時間	37.39±4.65 時間	66 分

A：アンプル
T max：血中濃度が最も高くなるまでの時間
〔杉山力一，他：臨婦産 2022；76（増刊）：171–175 を改変〕

1 作用機序

- 発育卵胞中の卵母細胞を成熟させ，卵胞から排出させるためには LH サージが必要である
- LH と hCG は同一のホルモン受容体（LHCG 受容体）に結合する
- LH サージを再現させるために hCG 製剤が用いられる

　発育した卵胞内に存在する卵子は，未成熟な状態，すなわち第 1 減数分裂前期で停止した卵核胞（GV）をもった卵母細胞（GV 期卵）の状態で存在している．発育した卵胞の顆粒膜細胞が産生するエストラジオール（E_2）の血中濃度がおおむね 200 pg/mL 以上で 48 時間以上持続すると，視床下部にある視索前野（POA）のキスペプチンニューロンは高濃度の E_2 に反応して（「ポジティブフィードバック」を示して）GnRH（ゴナドトロピン放出ホルモン）ニューロンからの GnRH サージを誘起し，これに反応して下垂体前葉から排卵誘起にかかわる黄体化ホルモン（LH）のサージが起こる．この LH サージにより卵核胞崩壊（germinal vesicle breakdown：GVBD）が誘起されて減数分裂が再開し，第 1 減数分裂中期（MI 期）を経て第 2 減数分裂中期（MII 期）で停止する．また，卵胞は急激に増大し，卵丘細胞・卵子複合体（COC）が卵胞から排出（排卵）され，卵管采に捉えられて卵管膨大部に運ばれる．

　一般不妊治療では成熟卵子，すなわち MII 期卵子を適切なタイミングで排卵させることが，生

第 2 章　薬剤の基本：種類と作用機序

殖補助医療（ART）では MII 期卵子をできるだけ確実に採卵することが重要となる．そのためには LH サージを人工的に誘起する，あるいは LH サージを再現することが必要であり，これを「トリガー」という．

ヒト絨毛性ゴナドトロピン（hCG）は絨毛や胎盤で合成される糖タンパク質ホルモンであり，α 鎖と β 鎖から構成されるヘテロダイマーである．一方，LH も hCG 同様 α 鎖と β 鎖から構成される糖タンパク質ホルモンである．α 鎖は LH と hCG に共通でほとんど同一のアミノ酸配列を有している．β 鎖はそれぞれのホルモンに特徴的であるが，N 末端からアミノ酸 114 残基において 80％の相同性が認められ，LH と hCG は同一のホルモン受容体（LHCG 受容体）に結合する．このため，hCG 製剤によって人工的な LH サージを再現することが可能となる．

2　使用方法

- hCG 製剤は主席卵胞径が 18～20 mm に達したときに投与され，34～36 時間後に排卵が起こる
- 一般不妊治療では hCG 投与後 36 時間以内の性交や人工授精が指示される
- 生殖補助医療（ART）では投与後 34～36 時間で採卵が実施される

表 1[1)]にわが国でトリガーに使用される薬剤の特徴を示す．

hCG 製剤は通常，主席卵胞径が 18～20 mm に達したときに投与され，投与の 34～36 時間後に排卵が起こるとされている．一般不妊治療では投与後 36 時間以内の性交や人工授精が指示され[2)]，生殖補助医療（ART）では投与後 34～36 時間で採卵が実施される．

3　使用上の注意点，副作用

- 一般不妊治療では，hCG 製剤と内因性 LH サージの妊娠率は同等である
- 卵巣過剰刺激症候群（OHSS）のリスクが高いと判断したら，hCG 製剤の投与を減量・延期・キャンセルしたり，GnRH アゴニストに切り替えることが推奨されている
- hCG 製剤によるトリガーは，卵母細胞の成熟や投与後の血中プロゲステロン濃度が自然周期とは異なることに留意すべきである
- hCG 製剤投与後約 7 日間は尿中 hCG 定性検査で検出される可能性があるため，妊娠の診断にあたって留意すべきである

一般不妊治療では，hCG 製剤を使用する替わりに尿中 LH 検査キットを用いて内因性 LH サージを検出し，検出翌日に人工授精が行われることもあるが，妊娠率は同等である[3)]．

一般不妊治療では，多胎妊娠と卵巣過剰刺激症候群（OHSS）の防止のために，16 mm 以上の卵胞が 4 個以上存在した場合には原則として hCG 製剤は投与せず，治療をキャンセルすることが推奨されている[4)]．

生殖補助医療では，hCG 製剤を減量または延期（coasting）したり，替わりに GnRH アゴニス

1 ヒト絨毛性ゴナドトロピン

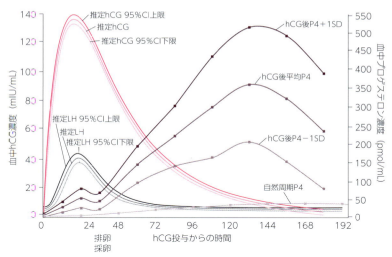

図1 自然周期とhCG 6,500単位投与周期における血中ホルモン濃度の違い

血中プロゲステロン濃度 50 pmol/mL は約 15.7 ng/mL
hCG：ヒト絨毛性ゴナドトロピン，P4：プロゲステロン
〔Andersen CY, et al.：Fertil Steril 2020；114：200–208 より改変〕

トを用いることが推奨されている[5]．

　hCGによるトリガーは，その長い半減期から黄体補充（luteal support）にも寄与するが，黄体期早期の血中プロゲステロン濃度が自然周期と異なることが指摘されている（図1）[6]．卵母細胞の成熟（本項 p.65「①作用機序」参照）においても，FSH上昇を伴う自然周期のLHサージに比べて効果が弱い可能性も指摘されている[6]．このため，一部の症例においてはhCG製剤よりGnRHアゴニストによるトリガーが優れている可能性も念頭におく必要がある．

　hCG製剤 10,000単位筋注後24時間で血中hCGは約 300 mIU/mL に達するため[7]，血中半減期を約1.5日（表1参照）とすれば，投与後約7日間は尿中hCG定性検査で検出され，約12日間は血中hCG定量検査で検出される可能性がある．妊娠の診断にあたってはこのことに留意すべきである

● 文献
1）杉山力一，中川浩次：臨婦産 2022；76（増刊）：171–175．
2）Practice Committee of the American Society for Reproductive Medicine：Fertil Steril 2020；113：305–322．
3）Potapragada NR, et al.：Obstet Gynecol 2023；142：61–70．
4）日本産科婦人科学会，日本産婦人科医会（編集・監修）：産婦人科診療ガイドライン婦人科外来編2023．日本産科婦人科学会，2023；161–163．
5）日本産科婦人科学会，日本産婦人科医会（編集・監修）：産婦人科診療ガイドライン婦人科外来編2023．日本産科婦人科学会，2023；169–171．
6）Andersen CY, et al.：Fertil Steril 2020；114：200–208．
7）Shah DK, et al.：J Clin Endocrinol Metab 2014；99：1314–1321．

（髙井　泰）

第2章 薬剤の基本：種類と作用機序
▶▶2 トリガーとその作用

2 コリオゴナドトロピン アルファ（遺伝子組換え）

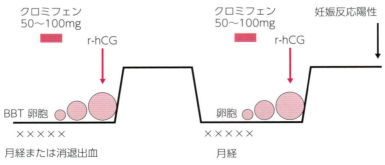

図1 一般不妊治療における排卵誘発法とトリガー
BBT：基礎体温，r-hCG：遺伝子組換えhCG製剤

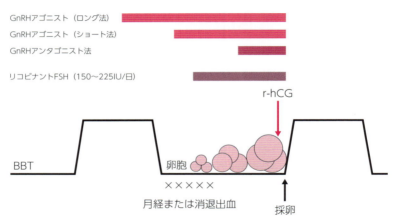

図2 ARTにおける調節卵巣刺激法とトリガー
BBT：基礎体温，r-hCG：遺伝子組換えhCG製剤

1 作用機序

- コリオゴナドトロピン アルファは，排卵誘発および黄体化に用いられる遺伝子組換えヒト絨毛性性腺刺激ホルモン（hCG）である
- LH/hCG受容体への結合親和性は，尿由来hCG製剤と同程度である

　第1減数分裂前期で停止していた卵子の減数分裂を再開させ，最終段階での成熟を促す黄体化ホルモン（LH）サージを代用するトリガーとして，ヒト絨毛性ゴナドトロピン（hCG）製剤が用いられる．
　コリオゴナドトロピン アルファ（オビドレル®）は，遺伝子組換えhCGであり，92個のアミ

ノ酸残基からなる α サブユニットと 145 個のアミノ酸残基からなる β サブユニットから構成される糖タンパク質である．本剤は，MA-10 ライディッヒ腫瘍細胞において尿由来 hCG 製剤と同程度の LH/hCG 受容体への結合親和性を示し，卵胞刺激ホルモンで刺激した成熟雌アカゲザルにおいて，本剤は尿由来 hCG 製剤と同程度に受精可能な成熟卵形成を促し，黄体のプロゲステロン産生を誘発した．

② 使用方法

- 一般的な排卵誘発，多嚢胞性卵巣症候群（PCOS）ならびに生殖補助医療（ART）における調節卵巣刺激の排卵惹起に用いる
- 尿由来 hCG 製剤と比べて卵巣過剰刺激症候群（OHSS）のリスクが低い
- ART に用いる場合は投与後 34〜36 時間以内に採卵をすることが望ましい

　本剤の効能または効果（2023 年 3 月改訂）として，視床下部—下垂体機能障害に伴う無排卵または希発排卵における排卵誘発および黄体化と ART における卵胞成熟および黄体化がある．
　超音波検査や必要に応じた血清 E_2 濃度の測定を行い，十分な卵胞の発育を確認したうえで本剤 250 µg を皮下注することが望ましい（図 1）．ART における調節卵巣刺激では採卵のおよそ 34〜36 時間前に遺伝子組換え hCG 250 µg を皮下注しトリガーとして投与する[1]（図 2）．
　海外のガイドラインでは，OHSS の発症と重症化を防止するために，high responder や PCOS の患者に対して，新鮮胚移植が推奨されている．遺伝子組換え hCG 製剤と尿由来 hCG 製剤の間で卵子の回収率や OHSS 発症率には有意差は認められていない．

③ 使用上の注意点，副作用

- PCOS では OHSS のリスクがある
- 生殖補助医療に用いる場合には空胞の可能性も念頭に置く

　本剤を用いた不妊治療により，卵巣腫大，下腹部痛，下腹部緊迫感，腹水，胸水，呼吸困難を伴う OHSS が現れることがあり，重症化すると卵巣破裂，卵巣茎捻転，脳梗塞，肺塞栓を含む血栓塞栓症，肺水腫，腎不全などが認められることもある．本剤投与後に OHSS が認められた場合には，重症度に応じて実施中の不妊治療の継続の可否を判断するとともに，本剤の追加投与はしない．また　OHSS の重症度に応じた適切な処置を行い，重度の OHSS が認められた場合には，入院させて適切な処置を行う必要がある．また，hCG をトリガーとして採卵した場合，頻度は低いが空胞や未熟卵がみられることがある．受精卵の発達が遅く，胚盤胞到達率が低ければ，トリガーが効果的でない可能性が高く，他の方法に変更することも念頭に置く．

● 文献
1）日本生殖医学会（編集・監修）：生殖医療ガイドライン．日本生殖医学会，2021：53-56．

（河野　康志）

第2章 薬剤の基本：種類と作用機序
▶▶ 2 トリガーとその作用

3 GnRHアゴニストによるflare up

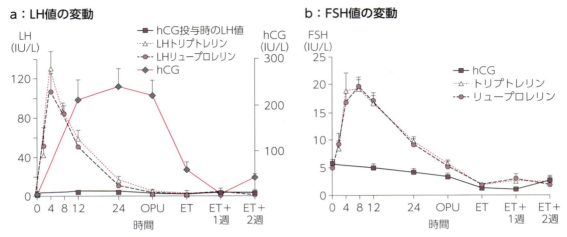

図1 GnRHアゴニストおよびhCG投与時のLHとFSH値の変動
OPU：採卵，ET：胚移植
〔Fauser BC, et al.：J Clin Endocrinol Metab 2002；87：709-715〕

1 GnRHアゴニストのflare upを用いたトリガー

・GnRHアンタゴニスト法やPPOS法ではGnRHアゴニストでLHサージを誘導できる

　内因性のGnRHは，90分～120分ごとにパルス状に分泌されており，ペプチダーゼで速やかに不活化されるためにLH，FSHは律動的分泌を維持する．一方，GnRHアゴニストはGnRHの50～200倍の生物活性を有し，その作用時間も長い[1]．このためGnRHアゴニストを投与すると一過性の分泌亢進（flare up）が引き起こされる．このflare upを用いて，人工的なLHサージを誘導すること（トリガー）ができる．生殖補助医療（ART）において，調節性卵巣刺激における卵の最終的な成熟を促すためのトリガーにGnRHアゴニストを用いることが保険適用となっている．

　諸外国ではトリガーにGnRHアゴニストの注射剤が使用されているが，わが国で調節性卵巣刺激におけるトリガーとして用いることができるのはブセレリン酢酸塩（スプレキュア®）のみである．卵子の成熟を誘導するためのGnRHアゴニストトリガーは，卵巣刺激中の早発LHサージを防ぐための下垂体ダウンレギュレーションにGnRHアゴニストが使われない場合，すなわちGnRHアンタゴニスト法やPPOS法で調節性卵巣刺激が行われる場合にのみ使用可能である．一方，GnRHアゴニスト使用ロング法やショート法の場合には通常のhCGによるトリガーを行う必要がある．

3 GnRH アゴニストによる flare up

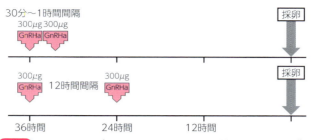

図2 GnRH アゴニストの flare up を利用したトリガー
GnRHa：GnRH アゴニスト

2 GnRH アゴニストトリガーの利点と欠点

・OHSS の予防に有用であるが，新鮮胚移植には向かない

わが国の生殖医療ガイドライン[2]や欧米のガイドライン[3]では，high responder や多嚢胞性卵巣症候群（PCOS）に対して卵巣過剰刺激症候群（OHSS）を予防するために GnRH アンタゴニスト法や PPOS 法が推奨されている．

内因性 LH サージおよび FSH サージを誘導することは，外因性 hCG の投与と比較してより生理的であり，LH の半減期がはるかに短いことから OHSS のリスク軽減，OHSS 発症予防に効果的である．さらに，このような条件下では黄体期のステロイドレベルが正常排卵周期に近いと考えられ，子宮内膜の受容性が向上する可能性もある[4]．

新鮮胚移植を予定する場合には，GnRH アゴニストトリガーは hCG トリガーに比して出生率および妊娠継続率が低く，推奨されていない．

3 GnRH アゴニストによる LH と FSH の自然なサージを模倣した flare up（図1）

・自然に近い形での LH サージ，FSH サージを作ることができる

ART におけるトリガーを目的とした GnRH アゴニスト投与についての検討では，GnRH アゴニスト投与後 LH は 4 時間でピークを迎え，100 IU/L 程度にまで達する．また採卵時にはもとの LH レベルまで低下する．正常な月経周期における LH サージは 48 時間程度持続するとされ，GnRH アゴニストは，これに非常に類似した LH サージを作ることができるといえる[5]．一方，hCG トリガーの場合には，hCG 投与 10 日後にも hCG が検出され，持続的な卵巣刺激が行われ OHSS の原因となる．また GnRH トリガーの際の FSH のピークは 20 IU/L ほどであり，この値からみても生理的な反応に近いといえる．なお LH サージと同時に起こる FSH サージは，卵子の減数分裂の再開，LH 受容体の形成，卵丘の拡大，卵子の成熟に重要なタンパク分解酵素の放出を誘導する．

第 2 章　薬剤の基本：種類と作用機序

❹ 具体的な投与方法（図 2）

・採卵の 34〜36 時間前に 2 回投与する

　具体的には左右の鼻腔に各々 1 噴霧投与を 1 回投与（1 回あたりブセレリン酢酸塩として計 300 μg）とし，通常，採卵の 34〜36 時間前に 2 回投与する．投与時間は採卵の 36 時間前と 35 時間前（1 時間間隔）に投与（合計 600 μg）されていることが多いようである．なお GnRH アゴニストの投与間隔は，30 分程度の場合や 12 時間程度間隔をあける場合もある．また投与回数も患者の反応に応じて，1〜4 回の範囲で適宜調節可能である．

●文献

1) 植村次雄：日産婦会誌，1991；43：N123-126.
2) 日本生殖医学会（編集・監修）：CQ14 体外受精法の卵巣刺激における注意点は？（トリガー）IVF/ICSI 周期における卵子成熟と卵巣過剰刺激症候群（OHSS）回避には GnRH アゴニストは hCG 製剤と比較して有効か？．生殖医療ガイドライン．日本生殖医学会，2021；53-56.
3) Ovarian Stimulation TEGGO, et al.：Hum Reprod Open 2020；2020：hoaa009.
4) Simón C, et al.：Fertil Steril 1998；70：234-239.
5) Fauser BC, et al.：J Clin Endocrinol Metab 2002；87：709-715.

（福井 淳史）

Column

デュアルトリガー/ダブルトリガー

①トリガーとは

　調節性卵巣刺激では，内因性のゴナドトロピン分泌が抑制されているため，卵の最終的な成熟を促すため外因性にLHサージを誘導する必要がある．これをトリガーという．

1. hCGトリガー

　内因性のLHサージを模倣することができるhCGは，LHサージの代用として長年，日常的に使用され，トリガーのゴールドスタンダードとされてきた[1]．しかし，hCGは半減期が長く，hCG投与による卵巣過剰刺激症候群（OHSS）の発症が問題となる．また，内因性のLHおよびFSH濃度は上昇せず，卵子の成熟はおもにhCGによるLH活性に依存している．

2. GnRHアゴニストトリガー

　hCGトリガーの問題を解決，すなわちOHSSの発症を予防し，より生理的なトリガーを行うためにGnRHアゴニストトリガーも使用されるようになった．GnRHアゴニストは，LHとFSHの自然なサージを模倣したflare upを誘発することができる．LHサージと同時に起こるFSHサージは，卵子の減数分裂の再開，LH受容体の形成，卵丘の拡大，卵子の成熟に重要なタンパク分解酵素の放出を誘導する．さらに，GnRHアゴニストはOHSSのリスクを排除でき，hCGトリガーよりも成熟卵子の数が有意に多いことが示されている．しかし，新鮮胚移植では，着床率と臨床妊娠率が低いことが報告されている．

②デュアルトリガーとは

　hCGあるいはGnRHアゴニストを用いたシングルトリガーの問題を克服するためにGnRHアゴニストトリガーにhCGを併用するデュアルトリガーの可能性が検討されている．OHSSのリスクが高くない場合にデュアルトリガーで卵，胚の質を向上，成熟卵数の増加，黄体形成能の改善を期待するものである．ESHRE（欧州ヒト生殖医学会）の排卵誘発に関するガイドラインでは，デュアルトリガーは，卵巣反応正常者を対象に実施されたランダム化比較試験（randomized controlled trial：RCT）で，採卵数，妊娠継続率，生児獲得率の改善はないとされ，妊娠率が改善する可能性もあるが，エビデンスは不十分であり，卵巣反応正常者には推奨していない．また卵巣反応不良者に対する投与についてもエビデンスは非常に乏しく推奨していない．なお未熟卵子が多かった既往のある患者にデュアルトリガーが有効である可能性も示されてはいるが，エビデンスは少なく，現時点では推奨はされていない[2]．今後，どのような患者に使用すべきかについて検討される必要があるであろう．

1. デュアルトリガーでの期待される効果

　イ）hCGシングルトリガーとの比較[3]

　　　①成熟卵数，受精卵数，良好胚数，生存胚率が高い[4]．

　　　②妊娠率が高値．

　ロ）GnRHアゴニストシングルトリガーとの比較[4]

　　　①採卵率，良好胚率，生存胚率が高い．

　　　②妊娠率が高値，流産率が低値．

2. デュアルトリガーの具体的な方法（図1）

イ）hCG量を1,000〜2,500単位ほどに減らし，GnRHアゴニストトリガーも用いる．
ロ）通常のhCG（5,000〜10,000単位）に加えて，GnRHトリガーを用いる．
　　ダブルトリガーともいう．

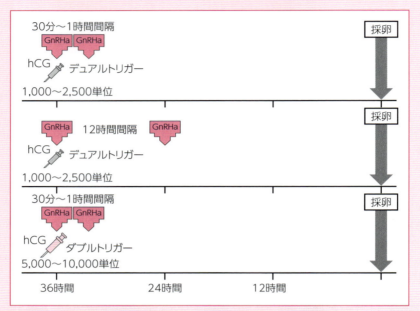

図1　デュアル/ダブルトリガーの方法
GnRHa：GnRHアゴニスト

● 文献
1) Ding N, et al.：Eur J Obstet Gynecol Reprod Biol 2017；218：92-98.
2) Group EREG：Dual trigger. In：Ovarian Stimulation for IVF-ICSI, pp 104-105, 2019.
3) Orvieto R：J Ovarian Res 2015；8：60.
4) Zhou C, et al.：Hum Reprod 2022；37, 1795-1805.

（福井 淳史）

第3章 投与法（投薬療法）

▶▶ 1 排卵誘発法/卵巣刺激法

1 クロミフェン療法

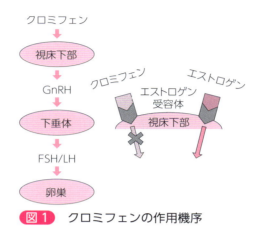

図1 クロミフェンの作用機序

1 クロミフェンの作用機序（図1）

- 内因性エストロゲンと競合的に拮抗し作用する

　クロミフェン（クエン酸クロミフェン）は視床下部にあるエストロゲン受容体と競合的に結合する．エストロゲン受容体は，エストロゲンと結合すると核内にその情報が伝達されるが，クロミフェンと結合した場合は伝達されない．つまりクロミフェンを投与すると体内伝達的にはエストロゲンが低下した状態と感知される．その結果，視床下部からのGnRH分泌が促進され，下垂体からのFSH/LH分泌が高まり，卵巣での卵胞の発育が促進される．

2 排卵誘発剤としてのクロミフェンの効能

- FSH製剤と異なり，視床下部，下垂体が機能していることが前提として重要

　排卵障害の分類を表1に示す．
　前ページの作用機序から明らかなように，FSH製剤と異なりクロミフェンが作用するためには正常な視床下部-下垂体-卵巣系（hypothalamic-pituitary-ovarian axis）が必要である．
　クロミフェンが適応となるのは，視床下部-下垂体-卵巣系のアンバランスに起因する第1度無月経〔WHO排卵障害の分類のグループ2（FSH，E_2ともに正常レベル）〕で，おもに多囊胞性卵巣症候群（＝PCOS）が該当する．低FSH，低E_2のグループ1（第2度無月経）では，ゴナドトロピン療法〔卵胞刺激ホルモン（FSH）製剤の投与〕が必要になる．高FSH，低E_2のグループ3（卵巣性の第2度無月経）では一般に排卵誘発剤全般が無効になるが，卵巣機能低下（DOR）で

第 3 章　投与法（投薬療法）

表 1	排卵障害の分類
中枢性	**卵巣性**
・高プロラクチン血症 ・視床下部性 ・下垂体性（多くは視床下部による二次的なもの）	・多嚢胞性卵巣症候群（PCOS） ・卵巣機能低下（DOR）

周期による変動がある場合は，卵巣の状態によって一時的にクロミフェンが適応となる場合がある．

■クロミフェンと体外授精 IVF 治療

　晩婚化とともに，卵子提供という選択肢がないわが国においては，加齢により卵巣機能が低下し内因性の卵胞刺激ホルモン（FSH）の上昇を認め，月経中から卵胞刺激ホルモン（FSH）製剤を連日投与するような強い刺激を加えても過排卵の効果が得られにくい患者層が存在する．そのような卵巣機能が低下した患者にとってもクロミフェンを主体とするマイルドな刺激は有効であり，実際に 2020 年の統計では国内における採卵周期の卵胞刺激法としてクロミフェンを使用した周期が 30〜40％を占めている〔クロミフェンに卵胞刺激ホルモン（FSH）製剤を併用する周期を含む〕．

③ 早期排卵「予防剤」としてのクロミフェンの効能

・卵胞が発育しても LH サージが入りにくくなる
・適切なタイミングでトリガー薬を使用すること．また特に IVF 治療時に早期 LH サージの予防として有用

　抗エストロゲン作用をもつクロミフェンを数日間以上（通常は 3〜4 日間以上）使用すると，エストロゲン上昇のため生じるポジティブフィードバックによる LH サージが起きにくくなる．そのためクロミフェンを使用してタイミング指導や人工授精をする際には，排卵を確実なものとするために卵胞発育確認後のトリガー（hCG や GnRH アゴニスト）の使用を考慮する．また特にトリガー使用の直前まで持続的にクロミフェンを使用すると，IVF 治療時に GnRH アゴニスト，GnRH アンタゴニスト，黄体ホルモンを使用せずに，卵胞が未成熟な状況での排卵を予防できることが多い（後述の p.80「2．クロミフェンにより生じる翌周期への遺残卵胞予防対策」を参照）．

④ クロミフェンの投与方法

・月経 3 日目から 50 mg/日　5 日間使用する（無効な場合には 100 mg/日を 5 日間）
・早期排卵の予防目的の場合は，トリガー決定直前まで継続使用する

　月経 3 日目での評価を下記のように行う．
①排卵障害がある場合はその原因の鑑別を行う．
②過去に排卵誘発剤を使用しているなら，そのときの卵胞発育の経過（クロミフェン反応性か，

1 クロミフェン療法

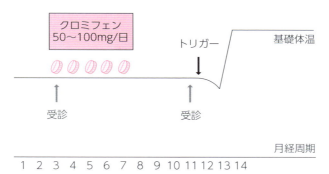

図2　クロミフェン5錠周期

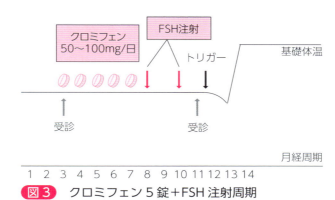

図3　クロミフェン5錠＋FSH注射周期

月経第何日目に排卵があったか？など），初回周期なら普段の月経周期を確認する．
③直前周期に排卵誘発剤やピルなどを使用しているか．
　―今周期の卵胞発育は，前周期の影響を受ける（特に前周期の黄体期）．
　―クロミフェンは半減期が6日程度と長いため，内服終了後もFSH分泌が促された状態が継続し，直後の周期の排卵時期が早まることがある．
　―逆にピルで消退出血を起こした場合は月経前のFSH分泌が抑制され，直後の周期の排卵時期が遅くなることが多い．
④月経3日目の血中E_2やFSH，必要であれば経腟超音波で胞状卵胞の評価を行う．

1．典型的なクロミフェンによる排卵誘発の方法（図2, 3）

クロミフェンの保険診療での用法および用量は，初回周期は50 mg/日を月経周期3日目から5日間経口投与である．効果不十分な場合には次周期以降用量を100 mg/日の5日間に増量できる．

2．その他のクロミフェンによる排卵誘発の方法

①クロミフェン継続周期（図4）

クロミフェンを継続的に使用することによりLHサージが生じる確率が下がり，診察回数も減らせることが多い．クロミフェンの保険診療での投与は50〜100 mg/日の5日間であり，5日間を超えたクロミフェンの処方分は保険請求が認められていなかったが，2024年10月より保険診療で

77

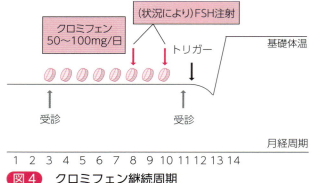

図4 クロミフェン継続周期

もクロミフェンの5日間を超える処方が認められることとなった．

> **当院（加藤レディスクリニック）でのデータ**
> 　当院初回の採卵を「クロミフェン5錠周期」，「クロミフェン継続周期」で行ったそれぞれ297周期を比較したところ，LHサージ率は前者では18.2％，後者では1.7％であった．「クロミフェン5錠周期」で，クロミフェン最終内服日から排卵誘導薬の使用までの日数別にLHサージの発生率を比較すると，最終内服から排卵誘導薬までの日数が4日以内の場合はLHサージ発生2.4％であったが，同5～6日の場合は15.4％，7日以上の場合は36.8％であった．また月経3日目以降に採卵決定のため必要な受診回数が2回以上必要であった割合は，前者では57.9％であったが，後者では33.7％であった．またFSH注射などの追加の排卵誘発剤併用の必要が生じた割合は前者では30.6％であったが，後者では17.2％であった．
>
> ②クロミフェン2段投与（図5）
> 　体重減少性無月経などが継続すると，視床下部からのGnRH分泌が長期間にわたり不足し，その結果として下垂体からのFSHやLH分泌も過度に抑制されている．そのような場合はクロミフェンの初回投与で下垂体からのFSHやLH分泌のための準備が生じ，2段目の投与で実際のFSHやLHの分泌が生じることがある．経過によっては1周期の2段投与では排卵に至るまでの卵胞発育が生じずに，何周期か繰り返して初めて下垂体からのFSHやLHの分泌が生じるようになり，卵胞発育・排卵がみられることもある．

⑤ クロミフェンによる副作用とその対策

- 悪心・嘔吐，頭痛，眼症状が三大副作用
- 頸管粘液量減少と子宮内膜の菲薄化に留意

　クロミフェンの副作用で典型的なものは，悪心・嘔吐，頭痛，眼症状（霞目など）である．これらの症状がクロミフェンを内服して1～2日で生じ，中止とともに改善する場合はクロミフェンによる副作用の可能性が高く，次周期以降は他の排卵誘発剤の使用を検討する．

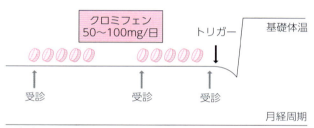

図5 クロミフェン2段投与

1. 末梢でのクロミフェンによる抗エストロゲン作用

エストロゲン受容体は視床下部だけではなく子宮頸部・体部にも存在する．クロミフェンによる抗エストロゲン作用が強く作用すると，排卵期頸管粘液量の減少や子宮内膜の菲薄化が生じる．

①頸管粘液量減少

排卵期の頸管粘液量が減少すると，腟内射精した精子の子宮への遡上が妨げられる可能性があり〔いわゆる Hühner 試験（性交後試験）陰性の状態〕，タイミング指導での妊娠率が減少する恐れがある（頸管粘液量の減少による悪影響を回避するという意味で，人工授精が選択肢になる）．

②子宮内膜の菲薄化

子宮内膜が厚くならずにその周期の着床率が低下する可能性がある（IVF 治療であれば採卵した胚の全凍結が選択肢になる）．

■注意したい点

①卵胞が発育しエストロゲンが十分分泌すると子宮内膜は厚くなる．そのため通常は子宮内膜の厚さから卵胞発育の状況の予想が可能であるが，クロミフェンを使用している周期では子宮内膜が薄くても卵胞は十分に発育していることがあるので注意する．

②タイミング指導や人工授精を希望する場合，排卵障害がない（＝月経周期が整）ならクロミフェンを使用することに利点は乏しいと考える．クロミフェンを使用して得られるメリットは限られ（複数排卵による妊娠率上昇のみ），デメリット〔3個以上の卵胞発育による治療キャンセル，複数（2個を含む）排卵時の多胎妊娠，頸管粘液量減少や子宮内膜の菲薄化による妊娠率低下〕を生じる可能性が高いからである．

当院でのデータ

①クロミフェンを連日1錠で7～10日間使用して採卵し新鮮分割胚移植する場合，採卵2日前の子宮内膜が7mm以上であれば妊娠率は融解分割胚移植時と差はなかったが，7mm未満の場合は妊娠率が有意に減少した．

⇒クロミフェン周期採卵2日前の子宮内膜が7mm未満の場合は，新鮮分割胚移植を中止し，胚凍結に切り替える（注：胚盤胞の場合は内膜厚にかかわらずクロミフェン使用時は全胚凍結としている）．

②クロミフェンを連日1錠で7～10日間使用して採卵・凍結した胚を，その後に融解胚移植した際の妊娠率は，採卵の翌周期，2周期後，3周期後で特に変化なかった（＝全胚凍結後に2周期以上期間を空ける必要はない）．

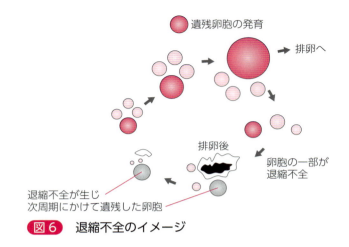

図6 退縮不全のイメージ

2. クロミフェンにより生じる翌周期への遺残卵胞予防対策

　クロミフェンは半減期が6日程度と長いため，卵胞期にその使用を中止した排卵した後も黄体期にかけて高FSH状態が持続しやすい．その結果，卵胞の一部が退縮不全（図6）となり，いわゆる遺残卵胞として次周期の卵胞に混在してくることがある．特に退縮不全となった前周期の卵胞が主席卵胞となった場合は，その首席卵胞の排卵に合わせて採卵や胚移植のタイミングを決定することになるので治療成績の低下につながる．IVF治療時にクロミフェンを使用する場合は子宮内膜の菲薄化が生じるため，新鮮胚移植をせずに採卵後の胚をすべて凍結保存することが多いが，その際は採卵後にピルなどを使用して，黄体期のFSHを抑制し，遺残卵胞の発生をなるべく予防することが重要である．

＊：「クロミフェンの医薬品の適応外使用事例の申請」が受理され，保険診療でも月経周期3日目からトリガーの前日（概ね10日間）までの経口投与が認められることとなった（2024年10月現在）．

（藤田 裕，加藤 恵一）

第3章	投与法（投薬療法）

▶▶ 2 第1度無月経

1 セキソビット療法

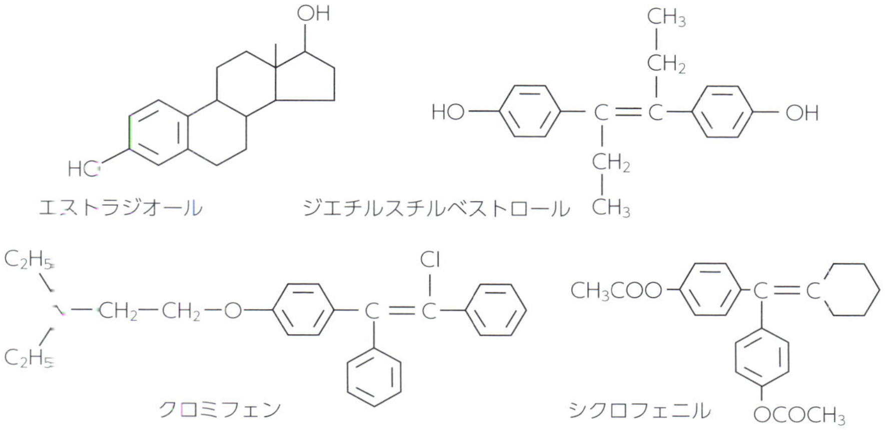

エストラジオール　ジエチルスチルベストロール

クロミフェン　シクロフェニル

図 1 エストラジオール，ジエチルスチルベストロール，クロミフェン
およびシクロフェニルの構造式

　経口剤を用いた排卵誘発は簡便で安全に施行でき，排卵障害が原因の不妊症や機能性不妊での
一般不妊治療および生殖補助医療での排卵誘発に適用され，不妊治療においては必須の治療法で
ある．排卵誘発作用をもつ経口薬はいくつか発売されているが，基本的には SERM（selective
estrogen receptor moderator，選択的エストロゲン受容体調整剤）あるいはアロマターゼ阻害薬
による卵胞期初期の一過性の抗エストロゲン作用によりゴナドトロピン分泌刺激が薬理作用であ
る．臨床においてはクロミフェンあるいはレトロゾールが頻用されているが，本項ではシクロ
フェニル（セキソビット®）について解説したい．

1 シクロフェニル（セキソビット®）の作用機序

- クロミフェンと同様の作用機序の薬剤だが，排卵誘発作用は弱い
- 子宮に対する抗エストロゲン作用はほとんどない

　シクロフェニル（セキソビット®）はスチルベストロール系の合成エストロゲンである triph-
enylethylene，bis（pacetoxyphenyl）cyclohexyllodenemethane の誘導体であり（図 1），1960
年代に開発され 70 年代に上市された比較的歴史の古い排卵誘発剤である．いわゆる選択的エス
トロゲン受容体調節剤 SERM の一種で，弱いエストロゲン作用（スチルベストロールの 1/1000）
をもつが，視床下部および下垂体に対しては直接的な抗エストロゲン作用を呈し，下垂体のゴナ
ドトロピン産生・放出を一過性に刺激する作用をもち，それにより卵胞発育刺激作用をもつと考
えられている[1]．作用機序としてはクエン酸クロミフェン（クロミッド®）と同様に，内因性のエ

第3章　投与法（投薬療法）

ストロゲン産生が保たれている条件下において，エストロゲンによる卵巣のネガティブフィードバックを阻害し，下垂体ゴナドトロピンの分泌を刺激することで卵胞発育を促進させると捉えられるが，その卵胞発育刺激作用はクロミフェンに比べて弱いと考えられている．一方，SERMのため組織選択的にエストロゲンあるいは抗エストロゲン作用を示すが，クロミフェンは子宮内膜や頸管腺に対して抗エストロゲン作用を呈し，症例によっては排卵期の子宮内膜の肥厚が十分にならない例や頸管粘液が減少する例があり，排卵障害における排卵成功率に比して妊娠率が低いことが指摘されているが，シクロフェニルは子宮に対する抗エストロゲン作用がほとんどないと考えられている．

2 適応と疾患，診断と治療

- 軽度の排卵障害および機能性不妊が適応である
- クロミフェンの抗エストロゲン作用が著明な例では代替として使用してみる

1．排卵障害

　排卵障害がシクロフェニルの適応疾患であるが，シクロフェニルは排卵誘発効果が比較的弱いため，対象症例を選択する必要がある．最近，排卵障害を障害部位（Type I：視床下部性 Hypothalamic＝Hy，Type II：下垂体性 Pituitary＝P，Type III：卵巣性 Ovarian＝O，Type IV：多嚢胞性卵巣症候群 PCOS＝P）から4つに分類し，さらにそれらのタイプ別の要因を Type I では遺伝性 Genetic＝G，自己免疫性 Autoimmune＝A，医原性 Iatrogenic＝I，新生物 Neoplasm＝N，Type II では機能性 Functional＝F，感染/炎症 Infectious/Inflammatory＝I，外傷および血管性 Trauma & Vascular＝T，Type III では生理学的 Physiological＝P，特発性 Idiopathic＝I，内分泌性 Endocrine＝E に分類し，それぞれの頭文字から HyPO-P/GAIN-FIT-PIE と呼ばれる新たな分類法が国際産婦人科連合（FIGO）から発表されている[2]．これら排卵障害は，軽度の黄体機能不全や散発的な無排卵周期から希発月経および持続的な続発無月経に至る連続的な病態と捉えられ，重症度は症例によって異なる（図2）．SERM の抗エストロゲン作用から排卵刺激を期待するところから，エストロゲン産生が保たれている軽度の排卵障害（添付文書上の効能または効果は第1度無月経，無排卵性月経，希発月経の排卵誘発）に効果があり，クロミフェンに比べて排卵誘発効果に乏しく，排卵障害の強い症例（PCOS 等）には効果がほとんどない．

2．機能性不妊

　排卵障害のない機能性不妊（原因不明不妊〈unexplained infertility〉）において，クロミフェン等を用いた排卵誘発のみのタイミング指導が排卵誘発を行わないで待機することに比較して明らかに妊娠率が改善するかどうか，質の高いランダム化比較試験（RCT）でのエビデンスには乏しい．一方で，何らかの排卵誘発を併用して人工授精（IUI）を行うことにより妊娠率の上昇が期待できるとされる[3]．わが国のガイドラインにおいては，待機的に経過観察して妊娠しない場合には，排卵誘発治療あるいは人工授精のいずれか，または併用療法を行うことが推奨されている[4]．クロミフェンやレトロゾールあるいはゴナドトロピンを用いた排卵誘発の機能性不妊に対する効果については報告があるが，シクロフェニルの機能性不妊に対する効果については報告がほとん

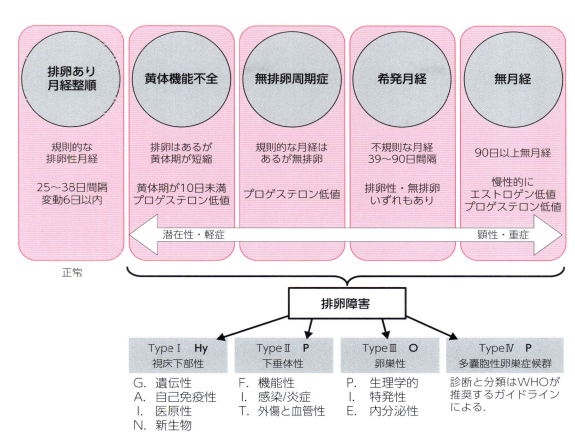

図2 FIGOによる排卵障害の分類と排卵障害の重症度

どないため，機能性不妊においてどのような役割をもつか必ずしも明らかでない．機能性不妊のなかにはごく軽度の排卵障害を呈する例が含まれる可能性があり，使用してみるのも1つの選択肢となる．シクロフェニルの機能性不妊に対する効果に関するものでは，自然排卵周期を有する機能性不妊で3か月間の待機療法で妊娠しなかった例を対象としたわが国での検討があり，自然周期での妊娠率が1.1％であったのに対し，クロミフェン内服の妊娠率は3.3％で有意差を認めなかったが，シクロフェニル内服周期では4.4％と妊娠率が有意に上昇したと報告されている[5]．

3．クロミフェンの代替薬として

クロミフェンで過剰排卵，コントロール不良，内膜が菲薄化，頸管粘液の減少が著明，等が認められる場合にシクロフェニルに変更してみるのも一手である．シクロフェニルはクロミフェンあるいはタモキシフェンに比して頸管粘液への拮抗作用がないことが報告されている[6]．またはクロミフェンと比較した研究では，シクロフェニル投与群で子宮頸管粘液が増加し，子宮内膜が厚くなったとの報告もある[7]．

第3章 投与法（投薬療法）

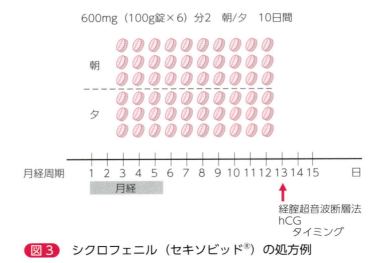

図3 シクロフェニル（セキソビッド®）の処方例

3 投与方法（処方例）（図3）

・決まった初期投与量や日数がないが，1日400〜600 mg（1錠100 mg）を2〜3回に分け，5〜10日間経口投与する

　シクロフェニルは排卵誘発効果が弱く，投与対象例の排卵障害の程度によって効果がまちまちになるため，クロミフェンのような画一的な投与方法［月経周期3〜5日目から1錠（50 mg）/日を5日間］が設定されていない．添付文書上の用量・用法では，シクロフェニル（1錠100 mg）として，1日400〜600 mgを2〜3回に分け，5〜10日間経口投与し，症状に応じてこれを反復すると記載されており，投与量および投与期間に幅がある．シクロフェニルの胎児毒性および催奇形性は明らかでないが，ジエチルスチルベストロール（DES）の類似化合物にあたり，DESでは動物実験で胎児毒性並びに催奇形性が認められているため，妊婦または妊娠している可能性のある女性には投与しないこととなっており，開始する場合には妊娠をしていないことを確認してから内服させる．

4 効果の判別と投与量

・3周期程度投与して排卵周期が得られない場合には中止・変更する

　添付文書に記載されているシクロフェニルの国内臨床試験成績は以下のごとくである．第1度無月経，無排卵性月経，希発月経の患者を対象に実施した臨床試験における排卵誘発率は626/1,191例（52.6％），929/2,302周期（40.4％）で，疾患別では第1度無月経224/566例（39.6％），299/1,041周期（28.7％），無排卵性月経345/553例（62.4％），531/1,088周期（48.8％），希発月経57/72例（79.2％），99/173周期（57.2％）と記載されている．これらの多くは60年代

のデータであり，その後の一般臨床での詳細な有効性の確認は十分には評価されていない．プラセボとの比較を行った二重盲検クロスオーバー研究では，臨床的な治療効果に疑問を呈する報告もある[8]．

　投与開始後に排卵周期にならなかったり，月経周期の状況が改善しなかったり，あるいは妊娠しない場合に，投与量あるいは投与日数を漸増させて排卵誘発効果あるいは妊娠率が改善するかどうかは明らかでない．3周期程度使用しても排卵性月経の全くみられない場合には，排卵誘発効果はないと判断して，原則として投与を中止すべきで，排卵が認められても妊娠しない場合には漫然と継続することは避ける．副作用として，添付文書には卵巣腫大による下腹部痛，不正出血，発疹，肝障害，消化器症状，精神神経系症状などが記載されているが，臨床において副作用に遭遇する機会は少ない．卵巣過剰刺激症候群（OHSS）の発症はほぼないと考えてよいが，添付文書には発症に留意するように記載がある．シクロフェニルによる多胎妊娠率は約1.5％と報告されている[9]．

●文献

1) Sato T, et al.：Fertil Steril 1969；20：965-974.
2) Munro MG, et al.：Fertil Steril 2022；118：768-786.
3) Guideline Group on Unexplained Infertility, et al.：Hum Reprod 2023；38：1881-1890.
4) 日本産科婦人科学会/日本産婦人科医会（編集・監修）：産婦人科診療ガイドライン婦人科外来編 2023. 日本産科婦人科学会，2023.
5) Goto S, et al.：Fertil Steril 2001；76：409-411.
6) Acharya et al.：Hum Reprod 1993；8：437-441.
7) Thompson LA, et al.：Fertil Steril 1993；59：125-129.
8) Yong EL, et al.：Hum Reprod 1992；7：39-43.
9) 片山和明，他：排卵誘発：その理論と実際（産婦人科MOOK；no. 13）. 金原出版，1980；153-158.

（北島 道夫）

第3章 投与法（投薬療法）

▶▶ 2 第1度無月経

2 レトロゾール（アロマターゼ阻害薬）

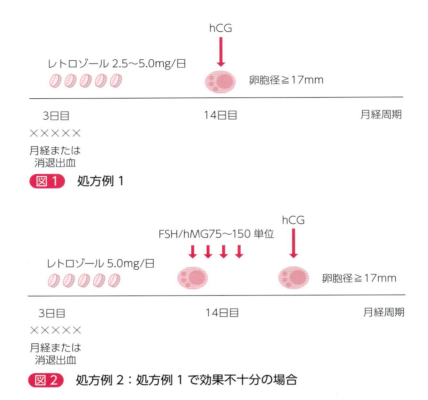

図1 処方例1

図2 処方例2：処方例1で効果不十分の場合

1 レトロゾールの使用方法

- 月経周期3日目から，5日間投与する
- 効果不十分の場合には，増量またはゴナドトロピン製剤を追加する

1. 投与方法（処方例）1（図1）
- レトロゾールとして月経周期3日目より1日1回2.5 mgを5日間経口投与する．
- 卵胞が十分発育したらhCGを投与し排卵を促す．
- 十分な効果が得られない場合，次周期以降1日1回5.0 mgに増量する．

2. 投与方法（処方例）2：処方例1で効果不十分の場合（図2）
- レトロゾールとして月経周期3日目より1日1回5.0 mgを5日間経口投与しても十分な効果が得られない場合，FSH/hMG製剤を併用投与する．

2 レトロゾール適応疾患

・レトロゾールは，ARTにおける調節卵巣刺激，PCOS，原因不明不妊における排卵誘発に適応がある

アロマターゼ阻害薬であるレトロゾールのおもな適応は閉経後乳癌であり，ホルモン依存性乳癌の治療薬として広く使われてきた．2000年頃より排卵誘発効果を有することが報告され，不妊治療でも用いられるようになり自費診療で使用されていた．2022年4月，わが国において体外受精（IVF）の治療が保険収載されることを契機に，現在では①生殖補助医療（ART）における調節卵巣刺激，②多囊胞性卵巣症候群（PCOS）における排卵誘発，③原因不明不妊における排卵誘発，が適応疾患とされている．

1. 生殖補助医療（ART）における調節卵巣刺激

ARTの卵巣刺激において，クロミフェンやレトロゾールを用いた調節卵巣刺激が近年用いられている．クロミフェンやレトロゾールを併用することで，ゴナドトロピンの総使用量を減少させ，また卵巣過剰刺激症候群（OHSS）を減少させることができる．卵巣予備能が低下したpoor responderに対しても，レトロゾールを併用することで総ゴナドトロピン量を減少させ，かつ臨床的妊娠率や出生率が非併用群と比較して高く，経済的負担の軽減が可能であると報告されている[1]．

2. 多囊胞性卵巣症候群（PCOS）における排卵誘発

PCOSでは，レトロゾールによる排卵誘発はクロミフェンと比較して，排卵率，妊娠率，出生率が高いが，流産率に差は認めなかった．また，血清総テストステロン濃度が高いPCOSほどレトロゾールによる排卵誘発による出生率が高かったと報告されている[2]．アメリカ生殖医学会や欧州生殖医学会による国際ガイドラインでは，PCOSに対する一般不妊治療の排卵誘発の第一選択薬としてレトロゾールが強く推奨されている[3,4]．

3. 原因不明不妊症における排卵誘発

原因不明不妊症患者における排卵誘発では，レトロゾール，クロミフェン，ゴナドトロピンの3群で比較すると，レトロゾールとクロミフェンは累積妊娠率と生産率，多胎率は同等であるが，ゴナドトロピン群で妊娠率と多胎率が高かった．排卵誘発併用人工授精についての3群の比較でも同様の結果が報告されている[5]．アメリカ生殖医学会のガイドラインでは，原因不明不妊症に対する第一治療法としてレトロゾールやクロミフェンなどの経口排卵誘発剤を併用した人工授精が推奨されている[6]．

3 アロマターゼ阻害薬（レトロゾール）の作用と機序

・レトロゾールの排卵誘発には中枢および末梢作用がある

アロマターゼ阻害薬はエストロゲン合成酵素であるアロマターゼの活性を特異的に阻害する．現在日常診療で広く用いられているアロマターゼ阻害薬は第三世代薬であり，従来の第一，第二

第3章　投与法（投薬療法）

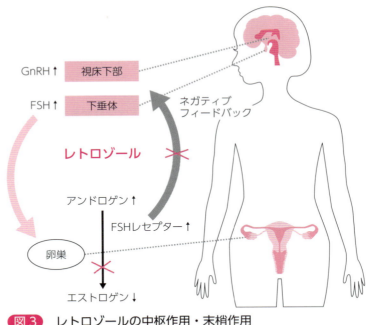

図3　レトロゾールの中枢作用・末梢作用

世代と比較して副腎皮質ステロイド合成抑制作用などの重篤な副作用は少なく，アロマターゼに対する特異性が高い．

　アロマターゼ阻害薬はその化学構造より，ステロイド系阻害薬と非ステロイド系阻害薬の2つに分類される．前者としてはエキセメスタン，後者としてはアナストロゾール，レトロゾールがわが国で使用されている．

　ステロイド系阻害薬は，アンドロゲンに類似した化学構造をもち，アロマターゼの基質結合部位に強く結合し代謝されることで，アロマターゼ作用を非可逆的に阻害する．一方，非ステロイド性阻害薬は，ステロイド環はもたず，1,2,4 トリアゾール環を有し，アロマターゼのヘムタンパクに結合することでその化学構造を変化させ，その活性を阻害する．拮抗阻害であり，その効果は可逆性である．わが国で排卵誘発に用いられているアロマターゼ阻害薬はおもに非ステロイド系阻害薬であるレトロゾールである．

　レトロゾールの排卵誘発の作用としては，中枢作用と末梢作用に区別される．

　中枢作用としては，アロマターゼ阻害薬は卵巣でのアンドロゲンからエストロゲンへの産生を抑制し，血中エストロゲン濃度を低下させる．それにより，エストロゲンの中枢へのネガティブフィードバックが解除され，ゴナドトロピン分泌が増加し，卵胞の発育を促進させる．この中枢作用はPCOSの病態の改善に有用と考えられる．

　末梢作用としては，卵巣内でのアンドロゲン濃度の上昇により，初期卵胞の発育の促進や，顆粒膜細胞のFSH受容体の増加，卵子のIGF-1（insulin-like growth factor-1）とIGF受容体を増加によって卵胞発育を促進させる（図3）．

2 レトロゾール（アロマターゼ阻害薬）

●文献

1) Qin Y：J Gynecol Obstet Hum Reprod 2021；50：102139.
2) Wang R, et al.：Human Reprod Update 2019；25：717-732.
3) Teede HJ, et al.：Hum Reprod 2018；33：1602-1618.
4) Teede HJ, et al.：Fertil Steril 2018；110：364-379.
5) Farquhar CM, et al.：Lancet 2018；391：441-450.
6) Practice Committee of the American Society for Reproductive Medicine：Fertil Steril 2020；113：305-322.

●参考文献

・生水真紀夫：薬局 2017；68：270-276.

（熊澤 由紀代）

第3章 投与法（投薬療法）

▶▶2 第1度無月経

3 ゴナドトロピン療法

1 投与方法（処方例）と投与量決めのノモグラム

• ノモグラムの活用により期待される効果
　①安定した採卵数の確保
　②卵巣過剰刺激症候群（OHSS）の回避
　③過量の薬剤投与を防ぐことによる経済的負担の軽減
　④調節卵巣刺激（COS）における教育ツール

　①ノモグラムとは，ある関数によって計算された予測確率のアウトプットを可視化するツールである．2012年La Marcaら[1]は，年齢，血清AMH（抗ミュラー管ホルモン）値，FSH基礎値を用いて，周期あたりの採卵数が9個になるように②開始ゴナドトロピン投与量を決定するノモグラムを提唱した（図1a）．さらに多嚢胞性卵巣症候群（PCOS）患者において，BMI・基礎FSH値・基礎LH値・血清AMH値・AFC（胞状卵胞数）に基づくノモグラムが作成された[2]（図1b）．Poor responderではゴナドトロピン量が有意に多く投与されているとの報告もあり[3]，ノモグラムの開発により患者の負担軽減が期待される．

1. 処方例①：一般症例

　34歳女性，BMI 22 kg/m²，AMH 3.00 ng/μL，月経3日目の血清FSH 6.2 IU/L，血清LH 2.5 IU/L，AFC 10であった．調節卵巣刺激における開始FSHの投与量は？

→図1a「一般症例のノモグラム」から開始FSH 200 IU/日

2. 処方例②：PCOS症例

　30歳女性，BMI 28 kg/m²，AMH 8.00 ng/μL，月経3日目の基礎FSH 6.0 IU/L，血清LH 8.0 IU/L，AFC 24であった．PCOSと診断されている．調節卵巣刺激における開始FSHの投与量は？

→図1b「PCOS症例のノモグラム」から開始FSH 125 IU/日

● 文献
1) La Marca A, et al.：BJOG 2012；119：1171-1179.
2) Si M, et al.：Adv Ther 2023；40：3971-3985.
3) Wu S, et al.：BMC Womens Health 2023；23：202.

（松沢 優一，山田 満稔）

3 ゴナドトロピン療法

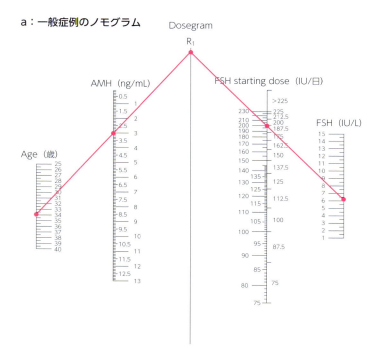

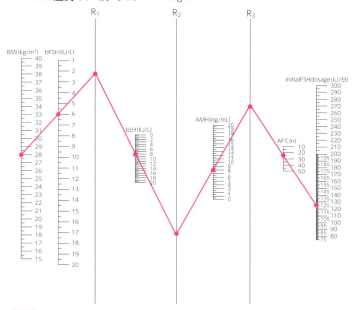

図1 開始ゴナドトロピン量を決定するノモグラム

AMH：抗ミュラー管ホルモン，FSH：卵胞刺激ホルモン，
PCOS：多嚢胞性卵巣症候群，AFC：胞状卵胞数，bFSH：血清FSH，
bLH：血清LH

〔a：La Marca A, et al.：BJOG 2012；119：1171-1179. b：Si M, et al.：
Adv Ther 2023；40：3971-3985.〕

第 3 章　投与法（投薬療法）

表1　ゴナドトロピン製剤の種類

総称名	薬効分類名	FSH 対 LH 含有比	販売名	薬価	適応	在宅自己注射の保険適用
ホリトロピンアルファ	遺伝子組換えヒト卵胞刺激ホルモン製剤（rFSH）	1 対 0	ゴナールエフ皮下注用 75	2,835 円/瓶＊1	一般不妊治療・ART	一般不妊治療・ART
			ゴナールエフ皮下注用 150	3,713 円/瓶＊1		
			ゴナールエフ皮下注ペン 150	6,558 円/筒		
			ゴナールエフ皮下注ペン 300	11,814 円/筒		
			ゴナールエフ皮下注ペン 450	16,792 円/筒		
			ゴナールエフ皮下注ペン 900（以上メルクバイオファーマ）	30,389 円/筒		
フォリトロピンベータ	遺伝子組換えヒト卵胞刺激ホルモン製剤（rFSH）	1 対 0	フォリスチム注 300 IU カートリッジ	＊2	一般不妊治療・ART	一般不妊治療・ART
			フォリスチム注 600 IU カートリッジ			
			フォリスチム注 900 IU カートリッジ（以上オルガノン）			
ホリトロピンデルタ	遺伝子組換えヒト卵胞刺激ホルモン製剤（rFSH）	1 対 0	レコベル皮下注 12 μg ペン	10,712 円/キット	ART のみ	ART
			レコベル皮下注 36 μg ペン	26,293 円/キット		
			レコベル皮下注 72 μg ペン（以上フェリング・ファーマ）	45,582 円/キット		
精製下垂体性性腺刺激ホルモン	精製下垂体性腺刺激ホルモン（pure FSH）	1 対 0.0053	uFSH 注用 75 単位「あすか」	1,368 円/瓶	一般不妊治療・ART	ART
			uFSH 注用 150 単位「あすか」（以上あすか製薬）	2,167 円/瓶		ART
		1 対 0.0053	フォリルモン P 注 75	1,368 円/管	一般不妊治療・ART	ART
			フォリルモン P 注 150（以上富士製薬工業）	2,167 円/管		ART
ヒト下垂体性性腺刺激ホルモン	ヒト下垂体性腺刺激ホルモン（hMG）	1 対 0.33	HMG 筋注用 75 単位「あすか」	1,305 円/瓶	一般不妊治療・ART	ART
			HMG 筋注用 150 単位「あすか」（以上あすか製薬）	1,464 円/瓶		ART
		1 対 0.33	HMG 注射用 75 単位「F」	1,026 円/管	一般不妊治療・ART	ART
			HMG 注射用 150 単位「F」（以上富士製薬工業）	1,464 円/管		ART
		1 対 1	HMG 注射用 75 IU「フェリング」	1,305 円/瓶	一般不妊治療・ART	ART
			HMG 注射用 150 IU「フェリング」（以上フェリング・ファーマ）	1,464 円/瓶		ART

＊1　販売終了　2024 年中を目途に.
＊2　フォリスチム注カートリッジ（オルガノン）は 2024 年 1 月 5 日承認，2 月時点で KEGG に薬価の記載なし.
ART：生殖補助医療

② ゴナドトロピン製剤の種類と使い分け

- ゴナドトロピン製剤には尿由来のものと，遺伝子組換えにより生成されるものがある
- ゴナドトロピン製剤によって LH 含有量に違いがある

1．ゴナドトロピン製剤の種類
①尿由来 hMG 製剤（hMG，highly purified hMG）
②尿由来精製 FSH 製剤（pure FSH，uFSH，highly purified FSH：hpFSH）
③遺伝子組換えヒト FSH 製剤（recombinant FSH：rFSH）

　FSH と LH の両成分を含む尿由来製剤は，LH 含量が FSH 比 0.0053 以上のものを hMG，以下のものを pure FSH と分類する[1]．pure FSH，hpFSH を分ける明確な定義はなく，より LH 作用を抑え不純物を除いた製剤を hpFSH とすることが多い（表 1）[2]．

2．ゴナドトロピン製剤の使い分け
　卵胞発育に必要な LH は少量なことから，ほとんどの症例で rFSH 製剤により卵巣刺激は可能と考えられている．

　内因性 LH が高値の PCOS 症例では，pure FSH や rFSH 製剤を選択することが望ましいと臨床現場では考えられている．ただし，PCOS 患者への hMG 投与は他製剤投与と比較して OHSS 発生率や出生率に有意差はないと報告されている[3]．

　中枢性第 2 度無月経症例（重度の視床下部性および下垂体性無月経）では血中 LH 濃度が低いため，第一選択として LH を含有する hMG が必要と考えられている[1]．

●文献
1) 都築朋子，他：薬局 2017；68：44–49.
2) Wolfenson, C, et al.：Reprod Biomed Online 2005；10：442–454.
3) Humaidan F, et al.：Human Reprod 2017；32：544–555.

（大岡 令奈，山田 満稔）

③ rFSH 製剤の使い方，投与量の決め方
1．recombinant FSH（rFSH）製剤の基礎

- rFSH 製剤の特性を理解する
- ホリトロピンアルファとデルタの有効性に差はなく，OHSS の発症率はホリトロピンデルタが低い

　rFSH 製剤は FSH 作用を有するゴナドトロピン製剤の 1 つで，LH 活性を有しない（FSH：LH＝1：0）．rFSH 製剤は顆粒膜細胞に発現する FSH 受容体に結合してエストロゲンの合成を促進し，卵胞の発育および卵母細胞の成熟に寄与する．

　2005 年に国内初のチャイニーズハムスター卵巣細胞由来の遺伝子組換えヒト卵胞刺激ホルモン（rFSH）フォリトロピン ベータが登場し，2006 年にはホリトロピン アルファが発売された．

第 3 章　投与法（投薬療法）

表2 ホリトロピン デルタ（レコベル®）の個別投与量アルゴリズム

通常，ホリトロピン デルタ（遺伝子組換え）として，投与開始前の血清抗ミュラー管ホルモン（AMH）値および体重に基づき，下表に従い算出した投与量を，月経周期 2 日目または 3 日目から 1 日 1 回皮下投与し，卵胞が十分に発育するまで継続する．なお，下表に従い算出した投与量が 6 μg を下回る場合は 6 μg を，12 μg を上回る場合は 12 μg を，1 日あたりの投与量とする．

血清AMH値 (pmol/L)	<15	15～16	17	18	19～20	21～22	23～24	25～27	28～32	33～39	≧40
1日あたりの投与量	12	0.19	0.18	0.17	0.16	0.15	0.14	0.13	0.12	0.11	0.10
	μg	\multicolumn{10}{c}{μg/kg（体重）}

〔フェリング・ファーマ株式会社：レコベル® 皮下注ペン 投与量換算表/必要なペンの規格と本数. 2021.〕

さらに 2021 年には世界初のヒト細胞株由来の遺伝子組換え FSH 剤であるホリトロピン デルタの製造販売が国内で承認された．

これら 3 剤は糖鎖負荷プロファイルが異なる．糖鎖構造が全身クリアランスと血中半減期に影響を与え，特にホリトロピン デルタでは，内因性の FSH と同様の糖鎖（α2.3 および α2.6 結合シアル酸を有する糖鎖構造）をもつことで安定した FSH 濃度が期待できるとしている．

rFSH 製剤と精製 HMG 製剤のプロゲステロン（P_4）値（ng/mL）の比較では，誘発時の P_4 値は rFSH 製剤で 0.68±0.50，精製 HMG で 0.46±0.27 と前者で有意に高かった（p＝0.010）[1]．これは両者のプロファイルの違いがステロイド生成経路に影響を与えることによる．一方，採卵数は同等であった．誘発時の P_4 高値が新鮮胚移植の妊娠率を下げることも知られており[2]，新鮮胚移植を予定する場合の卵巣刺激プロトコルの選択は慎重に検討すべきである．

フォリトロピン ベータについては，2008 年に国内初の在宅自己注射製剤となった後，2019 年に販売を中止したが，2024 年に改めて販売が開始されている（表 1）参照．

2. 投与量の決め方

生殖補助医療（ART）における調節卵胞刺激（COS）では，月経周期 2 日目または 3 日目より rFSH 投与を開始する（本項 p.92 表 1）参照．製剤によって開始用量は異なり，ホリトロピン デルタは，AMH 値および体重に基づいた個別投与量アルゴリズムによって投与量が決まる（表 2）[3]．ホリトロピン アルファとデルタの有効性を比較した海外の臨床試験（ESTHER-1 試験）では，採卵数・継続妊娠率に有意差は認められなかった[4]．

一般不妊治療における投与量の決め方は「④低用量漸増投与法」参照．

3. 副作用

ゴナドトロピン療法の代表的な副作用である OHSS のリスク低減を目指したホリトロピン アルファ・デルタを比較した海外の臨床試験（ESTHER-1 試験），フォリトロピン ベータ，ホリトロピン デルタを比較した国内の臨床試験（STORK 試験）ともに，OHSS 発症率はホリトロピン デルタで有意に低かった[4,5]．

● 文献

1) Bosch E, et al.：Hum Reprod 2024；39：393-402.
2) Xu B, et al.：Fertil Steril 2012；97：1321-1327.e1-e4.
3) フェリング・ファーマ株式会社：レコベル® 皮下注ペン 投与量換算表／必要なペンの規格と本数. 2021.
4) Andersen AN, et al.：Fertil Steril 2017；107：387-396.e4.
5) Ishihara O, et al.：Reprod Biomed Online 2021；42：909-918.

（福岡 美桜，山田 満稔）

4 低用量漸増投与法

- FSH 低用量漸増投与法は，多胎妊娠の発生を抑制するための投与法である
- 本法の単一卵胞発育は 69％，多胎妊娠の発生は 5.7％と報告されている

1. 自然周期における単一排卵とゴナドトロピン療法における多発排卵の理由

卵巣で 30 個程度の卵胞の一群（コホート）が発育を開始し，それらのうちの 1 つが排卵に至るまでには約 3 か月の期間が経過する．その月経周期が開始する頃に，FSH への反応性を獲得できた卵胞は，月経周期に同期して FSH 依存性の発育を一斉に開始する．卵胞壁の FSH 受容体は卵胞の発育とともに増加し，大きくなるほど発育に必要な FSH の所要量が少なくなる．月経周期5 日目頃までに，一歩先を行く卵胞が主席卵胞となる．その後，主席卵胞はインヒビン A を分泌するようになり，全身循環を介した内分泌的作用により下垂体からの FSH 分泌を抑制する．そうして血中 FSH 濃度が低下すると，小さい卵胞は発育を停止して次第に脱落し，最終的に主席卵胞だけが成熟する．これが単一排卵の機序の概要である．

一方，ゴナドトロピン療法では主席卵胞の発育に合わせて FSH の投与量をリアルタイムに微調整することは不可能である．投与量は往々にして過剰になり FSH の血中濃度は自然周期よりも高くなる．往々にして 2 番目以下の卵胞も発育を続け，複数の卵胞が排卵に至る．

2. 低用量漸増投与法の目的

排卵誘発では単一排卵を目標とする．しかしながら，ゴナドトロピン療法では個々の症例に適した投与量を予測することに限界があるため，FSH/hMG 製剤の過量投与による多発排卵と多胎妊娠が起きやすい．そこで個々の症例に適した投与量を，治療しながら探す方法が低用量漸増投与法である（図 2）．低用量漸増療法では，主席卵胞のみが発育できる低い FSH 血中濃度に維持するよう FSH 製剤を少ない投与量で開始する．治療日数の短さよりも単一排卵を追求するので，開始時の投与量によりすべての症例で卵胞が発育するわけではなく，卵胞発育がみられなかった症例では，投与量を段階的に増やす必要がある．そのため，治療期間が長引くことになる．

3. 低用量漸増投与法の基本的な進め方と成績

低用量漸増投与法では，過量投与とならないように少ない投与量で製剤の連日投与を開始する．定期的な超音波検査で卵胞発育の気配がない場合には投与量を少し増量し，観察期間の上限を 4～5 週間として卵胞発育をモニターする．ゴナドトロピン依存性の卵胞発育がみられたら投与量を固定し，卵胞が成熟したときに hCG を投与して排卵を惹起する．ただし，多数の卵胞が成熟した場合には hCG のキャンセルを考慮する．下線部分の具体例は，次項で説明する．単一卵胞発育は 69％（54～88％），多胎妊娠は 5.7％（0～14.1％）と報告されている[1]．

5 低用量漸増投与法を安全に行うコツ

- FSH の初期投与量は 1 日あたり 37.5～75 単位の間で設定し，卵胞の発育状況により1 週間に 12.5 単位ずつ増量する
- 第 1 周期の卵巣の反応を参考にして第 2 周期の初期投与量を設定し，治療の個別化を図る

第3章 投与法（投薬療法）

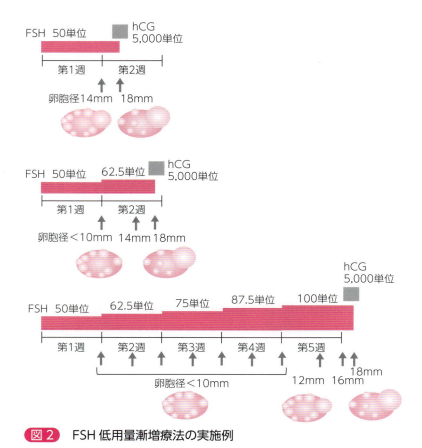

図2 FSH 低用量漸増療法の実施例

表3 FSH 低用量漸増療法を安全に行うコツ

①第1周期では，初期投与量を37.5，50，62.5または75単位のなかから，年齢，不妊治療歴，BMI などを考慮して設定する．
②初期投与量を7日間または14日間維持．
③卵胞計測は投与開始の1週間後に行い，その後は週に2～3回程度とする．
④10～12 mm を超えた卵胞がみられたら，その後の発育速度を1日2 mm 程度と予測し，投与日数の過剰を防ぐ．
⑤1週間ごとに投与量を再検討し，卵胞が10 mm を超えていない場合には FSH を増量する．増量は12.5単位または初期投与量の1/2を超えない程度とする．
⑥平均径16 mm を超える卵胞が複数個発育した場合には，多胎妊娠が発生する可能性を患者に説明し，年齢，治療歴を考慮して hCG の投与について相談する．特に，平均径16 mm を超える発育卵胞が4個以上の場合には hCG の投与をキャンセルする．

1. 低用量漸増投与法の具体的な実施法

第1周期では投与日数が長引く傾向があるが，遺伝子組換え FSH 製剤（ゴナールエフ®）の自己注射で行うと本療法を実施しやすい．また，自己注射デバイスでは投与量の微調整も可能である．

低用量漸増投与法を安全に行うコツを表3に示した．初期投与量の設定は重要であり，一律に75単位開始とすれば単一卵胞発育は33.0～50.8％しか達成できない[2,3]．初期投与量は37.5～75

単位の間で，体型，年齢，不妊期間，不妊治療期間，血中 AMH 濃度などを考慮して設定する．例えば，不妊治療歴が短い症例には 37.5 単位か 50 単位と慎重に始めたり，体型で判断するなら BMI 20 未満では 37.5 単位か 50 単位，20 以上 30 未満では 50 単位か 62.5 単位，BMI 30 以上では 62.5 単位か 75 単位とするのも一案である[4]．

初期投与量で 7 日間連日投与し，超音波検査による卵胞計測を行う．その後は週 2，3 回の頻度で超音波検査を行い，10〜12 mm 大の卵胞がみられたら FSH 依存の発育が始まっていると判断し，投与量を固定して投与を続行する．卵胞の発育速度を 1 日 2 mm 程度と予測し，18 mm を超える日までに次の超音波検査を行い，投与日数が過剰になるのを防ぐ．

初期投与量を 7 日間または 14 日間連日投与して 10 mm 大の卵胞がみられない場合には，1 日あたりの FSH 投与量を 12.5 単位（または初期投与量の 1/2 を超えない範囲で）増量して投与を続ける．1 週間ごとに増量の要否を判断し，4〜5 週間の投与で卵胞発育がみられない場合にはその周期の治療を終了し，次の周期では続きの治療を試みる．

卵胞は平均径 18 mm で成熟卵胞とみなすが，16 mm でも排卵する可能性が高い．16 mm を超える卵胞が複数個発育している場合には多胎妊娠が発生する可能性がある．不妊期間や不妊治療歴が短い患者，20 代の患者などでは，発育卵胞が 2 個であっても多胎の発生が危惧されるので，hCG を投与するかキャンセルするかについて患者と相談する．また，患者背景にかかわらず，平均径 16 mm を超える卵胞数が 4 個以上の場合には hCG の投与をキャンセルすることが望ましい[1,5]．

2. 第 2 周期以降の初期投与量と個別化

低用量漸増投与法を実施すると，個々の症例に適した投与量を推測することができる．第 1 周期で単一排卵に成功した場合には，卵胞が成熟したときの最終的な 1 日投与量がその症例に適している初期投与量と判断できる．その投与量かそれよりもやや少ない投与量を次の周期における初期投与量の候補にする．一方，複数の卵胞が発育した周期を経験した場合は，以後の周期の初期投与量を少し減らして実施し，卵胞発育がみられない場合も投与量を 2 週間維持し，増量判定を 2 週間ごととするなどの治療スケジュールの個別化を行う．

● 文献

1）Homburg R, et al.：Hum Reprod Update 1999；5：493-499.
2）Taketani Y. et al.：Reprod Med Biol 2009；9：91-97.
3）Taketani Y. et al.：Reprod Med Biol 2010；9：99-106.
4）Matsuzaki T. et al.：Reprod Med Biol 2018；17：315-324.
5）Ares-Serono：Gonal-F Phase III, Internal Report. 1995.

（松崎 利也）

第3章 投与法（投薬療法）

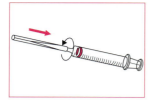
①注射器に注射針を取り付ける．

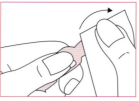
②丸印が上になるように持ち，アルコール綿で包み親指で抑えたまま，カットする．

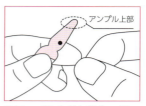
③アンプル上部を指先で軽く弾いて，液を下ろしてからカットする．

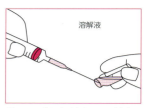
④アンプルを斜めにし，針穴を下に向け，溶解液1mLを注射器に吸い上げる．

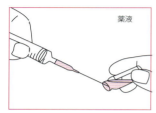
⑤薬と溶解液を混ぜる．

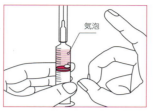
⑥軽く指先で弾いて気泡を注射器の上まで移動させ，内筒を引いて空気を集める．

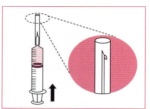
⑦針先に液が1〜2滴出るまで内筒を押し上げ，空気が抜けたことを確認する．

図3 アンプル製剤の準備方法

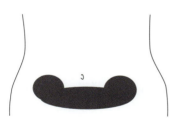
①前回と3cm以上離し，皮膚の発赤・硬結のある場所は避けて消毒する．

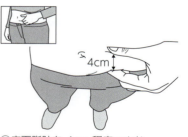
②皮下脂肪を4cm程度つまむ．

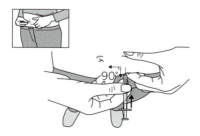
③利き手に注射器を持ち，つまんだ皮膚の中央に，針の断面を上向きにして90°の角度で針を根元まで刺す．

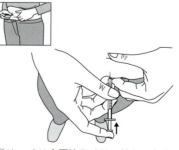
④ゆっくり全量注入する．終わったら注射針をゆっくりと引き抜き注射部位を消毒綿で軽く押さえる．注射部位はもまない．

図4 皮下注射

6 在宅自己注射によるゴナドトロピン療法

・在宅自己注射で用いるアンプル製剤の準備方法，投与手順を正しく守る
・自己注射における注意点や合併症を理解する

　ゴナドトロピン療法は一般不妊治療・生殖補助医療ともに在宅自己注射が可能である（p.92，表1参照）．ただし薬事法で自己注射を認められていない薬剤もあり，医薬品副作用被害救済制度の対象外にあることに留意する．

1. アンプル製剤の準備方法（図3）
2. 皮下注射（図4）
3. 自己注射における使用上の注意点
　　自己注射特有の合併症（感染症，出血，疼痛，腫脹，硬結など）について注意する．

● 参考文献
・KEGG DRUG（https://www.kegg.jp/kegg/drug/drug_ja.html）（2024年5月確認）

（佐久間 萌子，山田 満稔）

7 適応疾患

・一般不妊治療におけるゴナドトロピン製剤を用いた排卵誘発は，排卵障害を有する不妊症患者を対象に行う
・世界保健機関（WHO）の排卵障害の分類を理解し，個々の病態に合わせた治療法を選択する
・今後の用語の統一および診断・分類の標準化を考える観点で，国際産科婦人科連合（FIGO）分類が提唱されている

表4 WHO分類

	WHO class 1	WHO class 2	WHO class 3
エストロゲン	↓	正常	↓
FSH	正常 もしくは↓	正常（PCOSではLH↑）	↑（LH↑）
頻度（/無排卵症）	5〜10%	70〜85%	5〜10%
障害部位	視床下部—下垂体	視床下部—下垂体—卵巣（PCOSが多くを占める）	卵巣
治療	ゴナドトロピン療法	体重制限 クエン酸クロミフェン アロマターゼ阻害剤 ゴナドトロピン療法	Kaufmann療法

FSH：卵胞刺激ホルモン，PCOS：多嚢胞性卵巣症候群，LH：黄体化ホルモン
〔WHO scientific group：World Health Organ Tech Rep Ser 1973；514：1–30〕

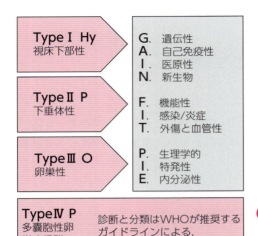

図5 FIGO Ovulatory Disorders Classification (HyPO-P)
〔Munro MG, et al.：Hum Reprod 2022；37：2446-2464〕

1. 排卵誘発を目的としたゴナドトロピン療法

ゴナドトロピン製剤を用いた排卵誘発は，排卵障害を有する不妊症患者を対象に行う．挙児希望がない場合，排卵誘発は必須ではない．

2. WHO分類

世界保健機関（WHO）の排卵障害を3つに分類した（表4）[1]．排卵誘発においてはWHO分類を理解し，個々の病態に合わせた治療法を選択する．

WHO分類に基づくゴナドトロピン療法の適応疾患は下記①②となる．

① 下垂体機能低下症の性腺刺激ホルモン分泌不全の女性，または視床下部無月経の女性（WHO class 1）．

② PCOSの女性で，減量療法，クロミフェン療法，またはアロマターゼ阻害薬を用いても排卵または妊娠しなかった女性（WHO class 2）．

3. HyPO-Pシステム

国際産婦人科連合（FIGO）は2022年，おもな排卵障害・部位〔解剖学的モデル（視床下部，下垂体，卵巣）およびPCOS〕に基づいた新たな無排卵症分類を作成した（HyPO-Pシステム）（図5）[2]．さらに遺伝性，自己免疫性，医原性，新生物，機能性，感染/炎症，外傷と血管性，生理学的，特発性，内分泌性に階層化した（GAIN-FIT-PIE）．今後HyPO-Pシステムに応じた排卵障害の原因検索とゴナドトロピン療法の適応疾患の見直しがなされることが考慮される．

● 文献
1) WHO scientific group：World Health Organ Tech Rep Ser 1973；514：1-30.
2) Munro MG, et al.：Hum Reprod 2022；37：2446-2464.

（山田 満稔）

第3章 投与法（投薬療法）
▶▶ 2 第1度無月経

4 GnRHアゴニスト法

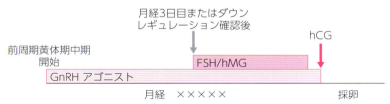

図1 ロング法（FSH/hMG150〜450単位）

　一度の採卵で複数の成熟卵を獲得することで受精卵を増やし，最終的に生児獲得率を高めることを目的とする刺激方法を調節卵巣刺激（COH）とよぶ[1]．COHはおもにGnRHアゴニスト法や，GnRHアンタゴニスト法のことを指し，一度の採卵で8個以上の採卵数を目標にするとされている[2]．GnRHアゴニストは，下垂体前葉細胞のGnRH受容体に結合し，FSH/LHの分泌を促す．しかし，GnRHアゴニストを持続的に投与して刺激すると，GnRH受容体の数を減少させ（ダウンレギュレーション），GnRHに対するFSH/LH産生細胞の反応性を失わせ（脱感作），FSH/LH分泌を抑制する．内因性のFSH/LH分泌が抑制された状態で，外因性のゴナドトロピンを投与することで，複数の卵胞発育を促す．外因性ゴナドトロピンとしては，FSHまたはhMGが使用される．GnRHアゴニスト法はロング法とショート法があり，GnRHアゴニストの投与を，採卵周期前の周期から開始する方法をロング法，採卵周期の月経時より開始する方法をショート法という．

1 ロング法

- 発育卵胞径が均一になるという利点があり，卵巣機能が比較的保たれている症例や，排卵日の調整が必要な症例が適応となる
- 前周期の避妊が必要である

　採卵を行う周期の前周期よりGnRHアゴニストを開始し，下垂体でのダウンレギュレーションが完了した状態で卵巣刺激を開始する方法である（図1）．内因性のゴナドトロピン（FSH，LH）産生を抑制した状態で，外因性のFSHやhMGの投与を開始し排卵誘発を行うため，発育卵胞径を均一にそろえることができる．GnRHアゴニストを採卵直前まで使用することで，複数の発育卵胞が十分な大きさになるまでLHサージを抑制することができる．

　採卵を予定する前の周期の黄体期中期（28日周期であれば21日目），または前周期の月経2日目よりGnRHアゴニスト（ブセレリン酢酸塩600〜1200 μg/日 or ナファレリン酢酸塩400〜800 μg/日を点鼻）を開始する．黄体期中期から開始する際は必ず避妊していただくよう説明する．GnRHアゴニストを2週間以上継続した時点，あるいは採卵周期の月経開始後に血中エスト

第3章 投与法（投薬療法）

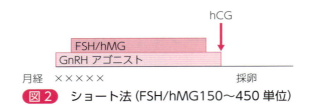

図2 ショート法（FSH/hMG150〜450単位）

ラジオールが30 pg/mL以下となったことでGnRHアゴニストによるダウンレギュレーションを確認し，FSH/hMG 150〜450単位を開始する．首席卵胞径が18 mmに達したら卵胞成熟のトリガーとしてhCGを投与し，hCG投与日までGnRHアゴニストを継続する（図1）．

2 ショート法

- 内因性のFSH分泌を高めるflare up効果を期待できる

GnRHアゴニストを採卵周期の月経とほぼ同時に開始する方法である（図2）．月経時から開始することでGnRHアゴニストが下垂体を刺激し，内因性のFSH分泌を高める効果を期待する．これをflare up効果という．月経の1〜3日目からGnRHアゴニスト（ブセレリン酢酸塩600〜1,200 μg/日 or ナファレリン酢酸塩400〜800 μg/日を点鼻）を開始し，同日または翌日よりhMG/FSHで150〜450単位で刺激を開始する．GnRHアゴニストは5日目には下垂体に対してダウンレギュレーションを完了するため，その後はLHサージを抑制するように働く．

3 ART卵巣刺激におけるGnRHアナログの使い分け（ロング法とショート法の比較）

- ロング法とショート法の利点，欠点，適応を考慮して使い分ける

ロング法とショート法の比較を表1に示す．システマティックレビューにおいては，ロング法が高い臨床的妊娠率を示しているが，生産率には差がない[3]．しかしながら，これらのランダム化比較試験（RCT）は新鮮胚移植によるものであるため，融解胚移植における成績ではないことに注意が必要である．ロング法とショート法はいずれも卵巣刺激中の排卵のリスクがほとんどないという利点があるものの，卵巣予備能が低い症例では卵胞が育たない可能性があること，逆に卵巣機能が保たれている症例では卵巣過剰刺激症候群（OHSS）のリスクがある．ロング法は発育卵胞経が均一になり，排卵日のコントロールが容易であるが，FSH/hMGの注射量が多くなる可能性や，前周期の避妊が必要である点に注意が必要である．ショート法はflare up効果を期待し，ロング法を適応とする症例よりもやや卵巣機能が低下した症例に適応とされることがある．

4 適応疾患

- 卵巣機能が比較的保たれている症例が適応となるがOHSS発症に十分注意して行う

4 GnRH アゴニスト法

表1 ロング法とショート法の比較

	ロング法	ショート法
成績	・ロング法が高い臨床的妊娠率[3] ・生産率には有意差なし[3] ・これらの RCT は新鮮胚移植による妊娠や生児獲得を outcome としているため，融解胚移植における成績ではないことに注意	
利点	・発育卵胞径が均一になる． ・採卵日のコントロールが容易	・flare up 効果を期待できる ・ロング法よりも注射の量が少ない
欠点	・注射量が多くなる ・前周期の避妊が必要	
共通点	・排卵のリスクがほとんどない ・卵巣予備能が低い場合，卵胞が育たない ・OHSS のリスクがある	
適応	・卵巣機能が保たれている症例 ・採卵日のコントロールが必要な症例	・ロング法を適応とする症例よりもやや卵巣機能の低下が予想される症例

RCT：ランダム化比較試験，OHSS：卵巣過剰刺激症候群

　GnRH アゴニスト法の適応は疾患ごとに分けられるものではなく，卵巣予備能に応じて選択される．GnRH アゴニスト法は卵巣刺激法のなかでも高刺激法に分類され，比較的卵巣機能が保たれている症例が適応となるが，OHSS の発症には十分注意をする必要がある．卵巣予備能の評価は，年齢，不妊原因，抗ミュラー管ホルモン（AMH）値[1]，FSH 基礎値，月経中の胞状卵胞数（AFC），過去の卵巣刺激に対する反応，卵巣に対する手術の既往，子宮内膜症や多嚢胞性卵巣症候群（PCOS）の合併の有無などにより行われる．また，FSH/hMG 150～225 IU による卵巣刺激の既往があり，その際の発育卵胞が 18 個以上，または採卵数 18 個以上で OHSS のリスクが高いものを high responder[4] とよび，次の卵巣刺激周期に GnRH アゴニストが選択されることは少ない．high responder と予想される症例に対して GnRH アゴニスト法を選択する場合は，FSH/hMG 量を 100～125 単位へ減量する[5]．卵巣予備能が保たれていると予想される normal responder に対しては，OHSS のリスク回避のために GnRH アンタゴニスト法が推奨されており[5]，GnRH アゴニスト法を選択する場合は OHSS 発症に十分注意して行う．卵巣機能が低下していると予想される poor responder[6] に対する GnRH アゴニスト法は，卵胞発育がなくキャンセルとなるリスクがあることから，初回の卵巣刺激方法として選択するかどうかは患者への説明と理解のうえで使用する．

● 文献
1) 日本生殖医学会（編集・監修）：生殖医療ガイドライン．日本生殖医学会，2021；23-25.
2) Rotterdam ISMAAR Consensus Group on Terminology for Ovarian Stimulation for IVF：Hum Reprod 2007；22：2801-2804.
3) Siristatidis CS, et al.：Cochrane Database Syst Rev 2015；2015：CD006919.
4) Drakopoulos P, et al.：Best Pract Res Clin Obstet Gynaecol 2023；86：102301.
5) Ovarian Stimulation TEGGO：Hum Reprod Open 2020；2020：hoaa009.
6) Zegers-Hochschild F, et al.：Fertil Steril 2017；108：393-406.

（銘苅 桂子）

第3章 投与法（投薬療法）
▶▶ 2 第1度無月経

5 GnRH アンタゴニスト法

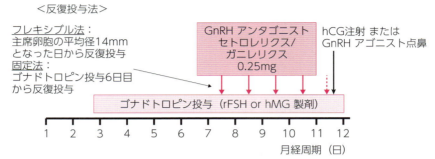

図1　GnRH アンタゴニスト法のスケジュール

1 投与方法
1. アンタゴニストプロトコル

- 早期 LH サージの予防を目的としてゴナドトロピン製剤と併用して投与
- 主席卵胞径が 14 mm を超えたとき（ゴナドトロピン製剤投与開始 6～7 日目）から 18～20 mm に到達するまで連日投与
- トリガー（LH サージの誘発）には hCG 製剤もしくは GnRH アゴニスト点鼻薬のどちらかを用いる

　生殖補助医療（ART）における卵巣刺激では多数の卵子を回収するためにゴナドトロピン製剤による卵巣刺激を行う．多数の成熟卵胞を認めた段階で排卵および卵子成熟を促すために hCG を投与し，排卵が誘発される（hCG 投与後 38 時間）数時間前に（hCG 投与後 34～36 時間）採卵し成熟卵子を回収する．hCG 投与前に内因性の LH サージが起こってしまうと採卵時には排卵してしまい卵子が回収できない（採卵自体がキャンセルとなることがある）．このため早期 LH サージの防止（早期排卵予防）を目的とした GnRH アナログが用いられ，当初は GnRH アゴニストによるロング法あるいはショート法が用いられてきた．こうした内因性 LH サージの抑制を目的とした卵巣刺激法を調節卵巣刺激（COH）とよび，LH サージの抑制に GnRH アゴニストが使われてきたが，遅れて GnRH アンタゴニストも使用されるに至った．以下に GnRH アンタゴニストを用いるアンタゴニストプロトコルを述べる．

　月経 3 日目程度から hMG 製剤あるいは FSH 製剤を用いて卵巣刺激を行い，主席卵胞径がだいたい 14～15 mm に達した時点から GnRH アンタゴニストの投与を併用する．主席卵胞径を計測して 14 mm に達してからアンタゴニストを開始するフレキシブル法とゴナドトロピン投与 6 日目から開始する固定法があるが，いずれも 1 日 1 回連日腹部皮下注射で反復投与する（図1）．主席卵胞が 18～20 mm に到達した時点で GnRH アンタゴニストとゴナドトロピンの投与を中止

5　GnRH アンタゴニスト法

し，LH サージを惹起（トリガー）し，約 36 時間以内に採卵する．トリガーには hCG 製剤を用いる方法，flare up を利用した GnRH アゴニスト点鼻薬を用いる方法，あるいは両者を併用するデュアルトリガー法も選択できる．卵巣過剰刺激症候群（OHSS）のリスクが高い場合は GnRH アゴニストによるトリガーがより安全であるが，この方法が可能なのは，アンタゴニストプロトコルでは下垂体前葉にある GnRH 受容体の GnRH に対する反応性が維持されており，アゴニストによるロングあるいはショート法と異なるためである．

2.　使用上の注意点，副作用

- 注射部位の発赤・疼痛・腫脹・瘙痒感を認めることが 5％程度ある
- ゴナドトロピン注射と併用する際は，注射液は混合せず別々の部位に皮下注射する

　ゴナドトロピン製剤とアンタゴニスト製剤はほぼ同時期に投与する．注射液は混合せず別々の部位に注射する．皮下注射の部位としては下腹部または大腿部が望ましく，皮下注射による局所刺激を最小限にするため毎回注射部位を変更する．

❷ 経口剤

- 2024 年現在，経口の GnRH アンタゴニスト製剤は排卵誘発では用いられていない

　2024 年現在，国内で承認され用いられている薬剤としてはレルゴリクスのみである．わが国より，アンタゴニストプロトコル（Flexible 法）による卵巣刺激法でレルゴリクスを用いた場合とセトロレリクスないしガニレリクスを用いた場合を比較した報告が散見されている．レルゴリクス 20 mg/日（半錠）を用いた群とセトロレリクス 0.125 mg/日（0.5 バイアル）を用いた場合，採卵数，受精率，妊娠率に優位な差を認めず同等の結果であったとの報告がある[1]一方で，レルゴリクス使用下で GnRH アゴニストによるトリガーを行った場合に採卵数が減少するという報告[2]や LH サージが起こり始めた場合はレルゴリクスのほうが注射剤より排卵抑制効果が高いとする報告[3]もある．いずれにせよ卵巣刺激での経口アンタゴニストは未認可の薬剤であり，今後の報告が待たれる．

　GnRH アンタゴニストは注射薬と同様，GnRH アゴニスト投与初期にみられる flare up 現象はなく，また GnRH 受容体のダウンレギュレーションによる長期抑制もない．投与中止後に速やかにゴナドトロピン分泌抑制作用が解除されるため，低エストロゲン状態からは早期に回復する（図 2）[4]．投与後速やかに効果発現し，中止後は速やかに効果が消失し，調節性が高いのが特徴である．子宮筋腫あるいは子宮内膜症の術前投与では術後の卵巣機能回復までの時間が短く，術後早期に治療再開したい不妊症患者に対しては利点となる．医薬品インタビューフォームによれば投与中止後から月経再開まではおよそ 36 日である．

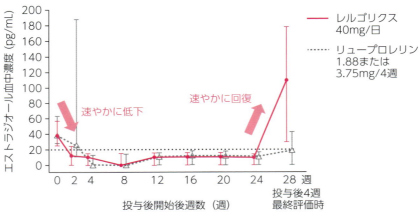

図2 レルゴリクス投与後のエストラジオール

〔Osuga Y, et al.：Obstet Gynecol 2019；133：423-433 より改変〕

3 適応疾患

- **OHSS 重症化リスクの高い PCOS ではよい適応となる**

　多嚢胞性卵巣症候群（PCOS）などの OHSS リスクが高い症例（high responder）での調節卵巣刺激（COH）では、アンタゴニスト法による卵巣刺激が第一選択となる．欧州ヒト生殖医学会（ESHRE）のガイドラインでは、年齢の若い患者あるいは PCOS 患者のような OHSS のリスクが高いことが予想される場合は、GnRH アンタゴニストプロトコルが選択されるべきとされている[5]．また採卵後の OHSS リスク軽減のために、GnRH アゴニスト点鼻薬による内因性の LH サージを誘発することが効果的である．さらに OHSS 予防として全胚凍結が考慮されることがある．最近のコクランレビューでは、アゴニストを用いたロング法と比較してアンタゴニスト法によるCOH での妊娠率は、ほぼ同等とされている[6]．

　ART における調節卵巣刺激（COH）では、採卵後の OHSS の重症化を予防する目的で、カベルゴリンまたはアロマターゼ阻害薬（レトロゾール）とともにレルゴリクス内服を併用して用いることがある．一般的にエストラジオール高値が OHSS の重症化の指標でもあることから、採卵直後からレルゴリクスを数日間続けて内服投与することにより重症化の予防が可能となる．適応外使用となるため注意が必要である．

●文献
1) Hamada M, et al.：Reprod Med Biol 2021；21：e12424.
2) Komiya S, et al.：Reprod Med Biol 2022；21：e12448.
3) Nakao K, et al.：Reprod Med Biol 2021；21：e12422.
4) Osuga Y, et al.：Obstet Gynecol 2019；133：423-433.
5) The ESHRE Guideline Group on Ovarian Stimulation et al.：Hum Reprod Open 2020；2020：hoaa009.
6) Al-Inany HG, et al.：Cochrane Database Syst Rev 2016；4：CD001750.

（大石 元）

第3章 投与法（投薬療法）
▶▶ 2 第1度無月経

6 PPOS法

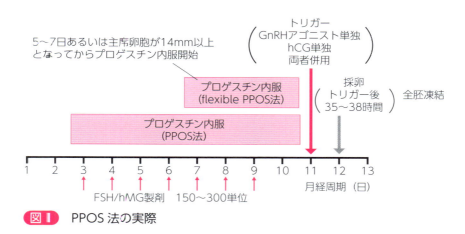

図1 PPOS法の実際

1 投与方法（処方例）

- PPOS法では全胚凍結を原則とする
- トリガーはGnRHアゴニスト単独で十分である症例が多い
- flexible PPOS法ではLHサージを十分に抑制できないことがある

PPOS法の実際を図1に示した．
　通常，月経3日目からFSH/hMG製剤投与を開始すると同時にプロゲスチン製剤内服を開始する．プロゲスチン製剤はトリガー当日，あるいは前日まで継続する．トリガーはGnRHアゴニスト単独で十分である症例が多いが下垂体機能低下例ではhCGを使用する．新鮮胚移植は実施せず，得られた胚はすべて凍結することを原則とする（全胚凍結）．flexible PPOS法では，5～7日目あるいは主席卵胞が14 mm以上となってからプロゲスチンの内服を開始する．PPOS法と比較して，flexible PPOS法ではLHサージを十分に抑制できず排卵する例があることに注意する．

2 プロゲスチンの種類と投与量

- 保険適用があるのは，メドロキシプロゲステロン酢酸エステルとジドロゲステロン
- アンドロゲンレセプターに対する作用を理解しておく
- 投与量にも注意を払う

1．プロゲスチンの種類
　代表的なプロゲスチン製剤の特徴を表1に示した．天然型プロゲステロンは，プロゲステロン

第 3 章　投与法（投薬療法）

表1 プロゲスチンの種類

	PR	AR	
プロゲステロン	○	▲	○　強い親和性
メドロキシプロゲステロン酢酸エステル	○	△	△　弱い親和性
ジドロゲステロン	○	―	●　強い拮抗性
クロルマジノン酢酸エステル	○	●	▲　弱い拮抗性
ジエノゲスト	○	―	

PR：プロゲステロンレセプター，AR：アンドロゲンレセプター

〔Sasagawa S, et al.：Steroids 2008；73：222–231 より作成〕

レセプターに親和性を有する一方，アンドロゲンレセプターには弱い拮抗作用を有している．メドロキシプロゲステロン酢酸エステルは，弱いアンドロゲン作用を有しており，一方クロルマジノン酢酸エステルはアンチアンドロン作用を有している．ジドロゲステロンとジエノゲストはアンドロゲンレセプターに対して作用を有していない[1]．PPOS 法に使用できるプロテスチン製剤として，2024 年現在保険適用があるのは，メドロキシプロゲステロン酢酸エステルとジドロゲステロンの 2 種類である．

2. プロゲスチンの投与量

メドロキシプロゲステロン酢酸エステルの保険適用上の投与量は 5〜10 mg/日である[2]．通常の PPOS 法に用いる場合には，5 mg/日で十分である症例が多い．flexible PPOS 法に用いる場合には，投与量は 10 mg/日を原則とする報告がある[3]．

ジドロゲステロンの保険適用上の投与量は 20 mg/日である．通常の PPOS 法に用いる場合には，十分な投与量である場合がほとんどであるが，flexible PPOS 法に用いる場合には，LH サージ抑制効果が不十分となる可能性がある．flexible PPOS 法に用いるプロゲスチンとしては，メドロキシプロゲステロン酢酸エステル 10 mg/日がより効果的であると考えられる．

3 適応疾患

- 他の調節卵巣刺激法と比較して患者の経済的，身体的負担が比較的軽い
- 全胚凍結を前提とする治療に向いている

ショート法やロング法，あるいはアンタゴニスト法に比較して，PPOS 法ではプロゲスチン製剤の内服で早発排卵を防止できることから，患者の経済的，身体的負担が比較的軽い．一方で，新鮮胚移植はできず，全胚凍結を前提とするという短所もある．しかしながら，近年は，がん生殖医療，卵巣過剰刺激症候群（OHSS）予防，PGT（受精卵着床前検査），自己卵子保存，卵子提供治療など，そもそも全胚（卵）凍結を前提とした治療の割合が増えていること，また，ガラス化凍結保存法の進歩により，新鮮胚移植にこだわる必要がなくなったことから，近年調節卵巣刺激法としてその使用は拡大している．

6 PPOS 法

●文献

1) Sasagawa S, et al.：Steroids 2008；73：222–231.
2) Kuang Y, et al.：Fertil Steril 2015；104：62–70. e3.
3) Yildiz S, et al.：Fertil Steril 2019；112：677–683.

（塩谷 雅英）

| 第3章 | 投与法（投薬療法） |

▶▶ 2　第1度無月経

7 早発卵巣不全症例に対する調節卵巣刺激

近年の生殖医療の発達により，数々の難治性不妊症患者が挙児を得ることが可能になりつつあるが，現時点においても早発卵巣不全に対する有効な治療法は確立されていない．本項では，早発卵巣不全に対する調節卵巣刺激法を述べるとともに，ある程度有効性が確認されつつある治療法を概説する．

1 定義

日本産科婦人科学会 産科婦人科用語集・用語解説集（改訂第4版）によると，早発卵巣不全とは40歳未満で卵巣性無月経となったものを指し，かつての早発閉経に加え，卵巣内に卵胞が残存するが高ゴナドトロピン性無月経を呈するものも含むとされている．診断基準については諸説あるが，欧州ヒト生殖医学会（ESHRE）ガイドラインに示されているものが一般的であり，40歳未満の女性において，4か月以上の無月経および血中卵胞刺激ホルモン（FSH）値＞25 IU/L によって診断される．なお，血液検査は4週間以上間隔を空けて2回測定する[1]．しかしながら，本疾患は進行性に病態が顕在化することから，月経周期が整調に保たれながらも高ゴナドトロピン状態を呈する biochemical な段階もあることから[2]，月経周期の有無のみを頼りに診断することは避けるべきである．

2 調節卵巣刺激の前に

- 早発卵巣不全の重症度：軽度〜重度まで幅広い
- 治療法の多様性：エストロゲン投与や卵胞活性化療法などが試みられている

上述のように，早発卵巣不全については程度の軽いものから極めて重症なものまであり，いわゆるボローニャ基準よりもさらに重症であることが多い．したがって，早発卵巣不全患者に対する調節卵巣刺激は，卵胞発育が起こらず採卵に至らない可能性も十分あることから，単なる卵巣反応不良（POR）を呈する患者への調節卵巣刺激とは異なることに留意すべきである．

そのため，調節卵巣刺激を行う前段階に検討しうる治療をあげる．第一は，エストロゲン投与によるホルモン補充療法である．近年，卵胞発育にエストロゲンが関与していることが基礎研究において報告されているが，エストロゲン投与による高ゴナドトロピン状態の補正が卵胞発育に有用とされている[3,4]．Tartagni らは，早発卵巣不全患者に対して調節卵巣刺激を行う際，エチニルエストラジオール（EE）投与の有無で比較した結果，EE 投与群のほうで有意に卵胞発育例が多く，プラセボ投与群では卵胞発育がなかったと報告している[5]．その機序としては，高レベルの FSH が顆粒膜細胞の FSH 受容体を占有し，外因性の FSH がアクセスできないようになっており，それがエストロゲン投与によって解除されることが仮説として提唱されているが[6]，それは早発卵巣不全の機序によっても異なるため，全ての卵巣不全患者に外挿できないというと考えも

ある[7]．また，アロマターゼ欠損モデルマウスを用いた動物実験では，エストラジオールが原始卵胞からのリクルートメントを促進していることが示されており，同様の機序も臨床において促進的な影響を及ぼした可能性がある[8]．しかしながら，卵巣予備能低下群（早発卵巣不全ではない）を対象とした後方視的研究においては，エストラジオール投与によるリバウンド効果によって，却って体外受精成績が低下したという報告もあることから，その使用方法については注意を要するものと考えられる[9]．また，近年では，卵巣不全患者に対する調節卵巣刺激について luteal-phase short-acting long protocol（黄体期 21 日目から GnRH アンタゴニストを使用し，卵胞期に入ってから FSH225-300 単位/日を投与する刺激方法）を推奨する報告もある[10]．さらに，卵胞発育を促すための手段として卵胞活性化療法（*in vitro* activation：IVA）[11]や多血小板血漿（PRP）の卵巣局注[12]，骨髄由来幹細胞治療（bone marrow-derived stem cells：BMDSCs, bone marrow mesenchymal stem cells：BM-MSCs）の局所投与[13]などが試みられているが，いずれも決定的な治療法にはなりえていない[3,4]．

❸ 早発卵巣不全患者に対する調節卵巣刺激

　現時点において，早発卵巣不全患者に対する調節卵巣刺激に関する報告は多くはない．Ishizuka らは，429 人の患者に対して 6,891 周期の調節卵巣刺激を行った結果について報告しており，約半数（48.3％，207/429 人）の患者で卵胞発育が認められ，周期当たりの卵胞発育は 15.1％と報告されている．調節卵巣刺激のプロトコルはショート法であり，FSH 製剤は 225～450 IU/日投与され，卵胞径 16 mm 以上かつ $E_2 > 150$ pg/mL の時点でトリガーとして hCG10,000 単位が投与されていた[14]．

＊＊＊

　早発卵巣不全患者に対する調節卵巣刺激の有効性に関する報告も散見されるが，最適な不妊治療が何であるか決定するには，さらなる検証が必要である．今後，ランダム化やプラセボを用いた他施設共同研究が行われることを期待したい．

●文献
1) ESHRE Guideline Groupe on POI：Human Reprod 2016；31：926-937.
2) Nelson LM：N Engl J Med 2009；360：606-614.
3) Osuka S, et al.：Reprod Med Biol 2023；22：e12556.
4) Ishizuka B：Front Endocrinol（Lausanne）2021；12：626924.
5) Tartagni M, et al.：Fertil Steril 2007；87：858-861.
6) Hoek A, et al.：Endocr Rev 1997；18：107-134.
7) Blumenfeld Z：Fertil Steri 2007；88：763.
8) Britt KL, et al.：Biol Reprod 2004；71：1712-1723.
9) Lin L, et al.：J Ovarian Res 2024；17：114.
10) Sun B, et al.：Front Endocrino 2024；15：1343803.
11) Kawamura K, et al.：Proc Natl Acad Sci U S A 2013；110：17474-17479.
12) Hsu CC, et al.：Front Endocrinol（Lausanne）2020；11：50.
13) Herraiz S, et al.：Fertil Steril 2018；110：496-505. e1.
14) Ishizuka B, et al.：Front Endocrinol（Lausanne）2021；12：795724.

（髙江 正道）

第3章 投与法（投薬療法）
▶▶ 3　排卵誘発トピックス

1 ランダムスタート法

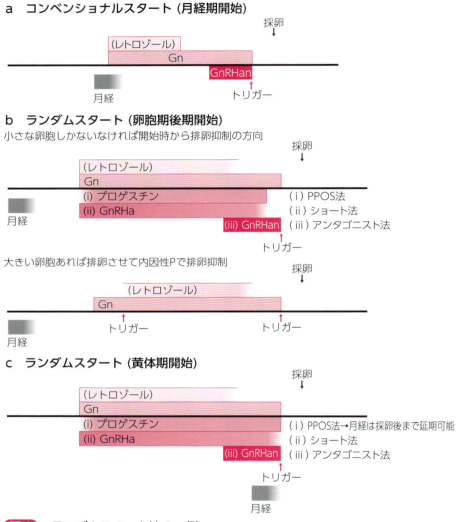

図1　ランダムスタート法の一例
プロゲスチン：メドロキシプロゲステロン酢酸エステル，ジドロゲステロンなど，
GnRHa：GnRHアゴニスト，GnRHan：GnRHアンタゴニスト
（ⅰ）〜（ⅲ）については，基本的に併用はされず，排卵抑制のためにいずれかが使用されるが，最近では（ⅰ）が一般的である．

- 女性悪性腫瘍患者の妊孕性温存（卵子凍結）から就労女性の不妊治療（胚凍結）にまで用いられる
- 汎用性の高い卵巣刺激法だが，採卵周期で新鮮胚移植が行えないことに留意が必要である

1．ランダムスタート法の歴史・原理

一般的な卵巣刺激法では月経期から開始するが，女性悪性腫瘍患者に対する妊孕性温存のための採卵周期などでは，月経周期に関係なく卵巣刺激を開始するランダムスタート法が考慮される[1]．女性悪性腫瘍患者に対する妊孕性温存では，卵子凍結や胚凍結が行われるが，原疾患の治療を妨げないようにできるだけ短期間でより多くの卵子を得る必要がある．従来，卵胞発育は月経期から始まると考えられていたが，実際には月経期以外からも卵胞発育は開始されていることが明らかとなった[2]．また，自然周期では，卵胞期後期や黄体期に育ち始めた卵胞は黄体ホルモンによるゴナドトロピン分泌抑制のため，閉鎖卵胞になってしまうと考えられていたが，2009年に黄体期卵巣刺激に関する pilot study が報告され[3]，2013年には卵胞期後期からの卵巣刺激も含めた「ランダムスタート法」として初めて報告された[1]．当初は黄体ホルモンが発育卵胞中の卵子の質に悪影響を与える可能性が危惧されていたが，卵子の安全性を担保する報告が蓄積されている[4]．ランダムスタート法では，黄体期採卵でも内因性プロゲステロンによる LH サージ抑制に加え，より確実に LH サージを抑制するために血中プロゲステロン値の低下があれば GnRH アンタゴニストが用いられていたが，外因性プロゲスチンによる LH サージ抑制も有用である（PPOS 法）．一方，黄体期の内因性プロゲステロンや外因性のプロゲスチンによる過度な LH 低下を避ける目的でクロミフェンの併用を検討した報告があるが，成績に有意な差は認められていない[5]．一方，乳癌あるいは子宮体癌患者の妊孕性温存目的の場合などには，レトロゾールの併用が考慮される[6]（図 1）．

2．近年の動向

最近では，就労女性の不妊治療（胚凍結）や未婚女性の卵子凍結にもランダムスタート法が導入されている．日本産科婦人科学会生殖内分泌委員会の報告によれば[7]，不妊治療に通院する女性の88％が仕事と治療を両立しており，その90％で通院が仕事のキャリア形成の妨げになっていると回答している．就労女性の不妊治療において，ランダムスタート法は初診から治療開始までの時間的負担を最小限にできるメリットがある．ランダムスタート法（卵胞期後期開始＋黄体期開始）では，従来法（月経期開始）と比較して，採卵数，受精率，凍結胚数などの臨床成績に有意差は認められないが，採卵までに必要となる卵巣刺激期間（日数）や総ゴナドトロピン使用量は増加すること[8]や，採卵周期で新鮮胚移植は行えず全胚凍結になることを最初に説明する必要がある．

●文献

1) Cakmak H, et al. : Fertil Steril 2013；100：1673-1680.
2) Baerwald AR, et al. : Hum Reprod Update 2012；18：73-91.
3) von Wolff M, et al. : Fertil Steril 2009；92：1360-1365.
4) Chen H, et al. : Fertil Steril 2015；103：1194-1201. e2.
5) Liu Y, et al. : Clin Endocrinol (Oxf) 2018；88：442-452.
6) Suzuki E, et al. : J Obstet Gynaecol Res 2023；49：973-979.
7) Ichikawa T, et al. : J Obstet Gynaecol Res 2020；46：1940-1950.
8) Alexander VM, et al. : J Gynecol Obstet Hum Reprod 2021；50：102080.

（浜谷 敏生）

第3章 投与法（投薬療法）
▶▶ 3 排卵誘発トピックス

2 DuoStim法

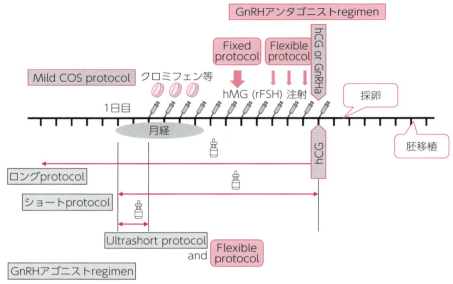

図1　GnRHアナログを用いた調節卵巣刺激のおもなCOS法
GnRHa：GnRHアゴニスト

1 DuoStimとその適応

- 体外受精で行う調節卵巣刺激（COS）の一方法である
- 卵巣予備能低下によりPORとなると，COSを行っても胚を得られないことがある
- DuoStimとは，極度に短い間隔で連続的に採卵を行う方法である

　体外受精（IVF）や胚移植治療においては，調節卵巣刺激（COS）が一般的に用いられている．GnRHアゴニストやGnRHアンタゴニストの開発により内因性LHサージを抑制することで，予定日時での採卵が可能になった（図1）．最近では黄体ホルモンを利用する（PPOS法）ことでLHサージを抑制し採卵するなど，様々なCOSプロトコルが開発されている．

　卵巣予備能が低下した症例において適用できる新たなCOS法としてDuoStim法が注目されている．卵巣予備能低下症例では，従来のCOS法では十分な卵子の発育がみられないことが多く，特に高年齢の女性では採取可能な卵子数が少ないという課題がある．従来のCOSでは一度採卵を行うと月経（消退出血）が起こるまで次回の採卵を待っていたが，DuoStimでは中4日程度の極度に短い間隔で連続的に採卵を行う．DuoStim法は2016年に初めて報告され[1]，その後の研究でも良好な成果が示されている．DuoStim法では，黄体期採卵のほうが獲得胚が多くなるという報告[2]や，通常のCOS法と比較して妊娠率に有意差があることが報告されている[3]．

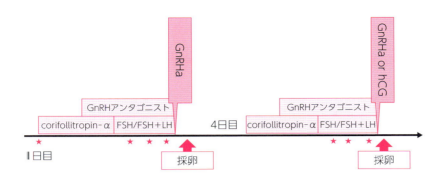

図2 典型的なDuoStim法のプロトコル
GnRHa：GnRHアンタゴニスト
〔Alsbjerg B, et al.：Reprod Biomed Online 2019；38：677-682〕

2 作用機序，方法

- DuoStim法では卵胞期刺激（FPS）と黄体期刺激（LPS）の両方が行われる
- FPSでもLPSでも採卵可能であり，より多くの卵子の回収をすることができる

　卵胞期刺激（FPS）では排卵誘発剤やrFSHを使用し，卵胞の成長と発育を促進する．3～4日ごとに経腟超音波断層法で卵胞の大きさを評価し，卵胞が17 mmに達したときにGnRHアゴニストで排卵を誘発し採卵を行う．採卵4日後，黄体期刺激（LPS）を開始するが，FPSと同様に，排卵誘発剤やrFSHを使用して卵胞発育を促し，GnRHアゴニストで排卵を行う．また，FPSで卵胞が存在するにもかかわらず卵子が回収されない場合，LPSでの排卵誘発のためにhCGを投与するデュアルトリガー法を用いる（図2）．

　FPSで十分に成長しなかった卵胞は，LPS期間中に成長し成熟することができる．そのためPOR症例から追加の卵の収集が可能となり，より多くの卵の回収が可能となる[3]．

3 注意点，副作用

- 卵巣過剰刺激症候群（OHSS），感染症，出血の増加はない
- 凍結保存胚の数や，着床率については明確にはなっていない

　これまでの採卵プロトコルと同様の卵巣過剰刺激症候群（OHSS），感染症，出血のリスクがあるが，元々卵巣予備能低下症例に対して行うことからDuoStim法でこれらの割合が増えた報告はない．

　LPSでは有意に多くの卵子が回収されたにもかかわらず，多くの凍結保存胚を得ることはできなかったとする報告がある[2]一方で，FPSとLPSからの同程度の数の正倍数性胚を得られたことも報告されている[1,4]．また，通常COS群197例とDuoStim群100例との比較で，累積妊娠率

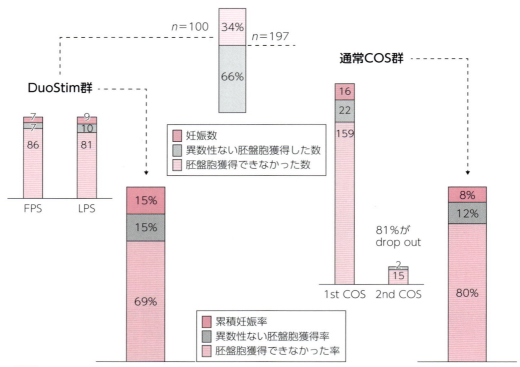

図3 DuoStim群と通常COS群との比較報告

ボローニャ基準を満たす297名をDuoStim群（n＝100），conventional protocol群（n＝197）に分類しART成績比較したところ，DuoStim群（n＝100）は91人が黄体期採卵を完遂し，累積妊娠率はFPSが7％，LPSが9％であった異数性は同等であった．

〔Vaiarelli A, et al.：Fertil Steril 2020；113：121-130〕

が前者8％，後者15％とのことで有意差があったという報告[3]（図3）がある一方で，DuoStim法ではすべての凍結胚が胚盤胞ではなく，分割期胚であり，着床率の低下を認めたとした報告もあった[1]ことから，今後症例の蓄積が必要と考える．

● 文献

1) Ubaldi FM, et al.：Fertil Steril 2016；105：1488-1495.e1.
2) Alsbjerg B, et al.：Reprod Biomed Online 2019；38：677-682.
3) Vaiarelli A, et al.：Fertil Steril 2020；113：121-130.
4) Jin B, et al.：Gynecol Endocrinol 2018；34：694-697.

（榎本 悠希，平池 修）

第4章 卵巣過剰刺激症候群（OHSS）

▶▶ 1 卵巣過剰刺激症候群（OHSS）の病因

1 卵巣過剰刺激症候群の発症機序

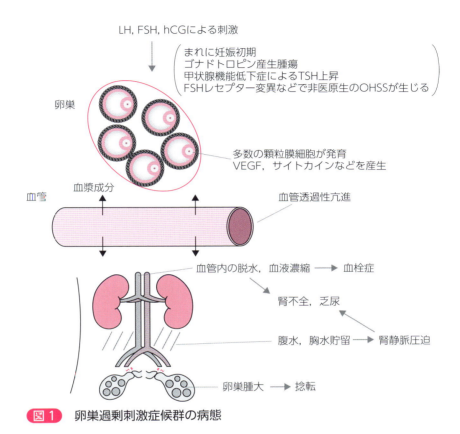

図1 卵巣過剰刺激症候群の病態

- 多くはゴナドトロピンの投与で発症し，卵巣腫大，胸腹水貯留，血液濃縮などの症状を示す．おもにVEGF（vascular endothelial growth factor）による血管透過性亢進が関与している

1 卵巣過剰刺激症候群（OHSS）とは

卵巣過剰刺激症候群（OHSS）は，ほとんどの場合は生殖補助医療（ART）の際に行われる過排卵刺激に伴って生じる医原性の疾患である．

2 症状

卵巣腫大，腹水貯留，胸水貯留，血液濃縮などを生じ，重症化すると臓器灌流低下，腎不全，多臓器不全，呼吸障害，血栓症，肺塞栓症などのため致死的になりうる．卵巣腫大に伴って卵巣捻転を起こし，手術が必要になる場合もある（図1）．

第4章　卵巣過剰刺激症候群（OHSS）

3 発症の契機

過剰に発育した顆粒膜細胞に hCG や LH が作用することで大きく増悪する．卵子成熟のためのトリガーとして投与される hCG 製剤は生体内で分泌される LH よりも作用時間が長く，この投与は増悪ファクターである．

4 発症時期

トリガー投与後 10 日以内に発症するものを早発型，それ以降に発症するものを晩期発症型といい，早発型は投与したゴナドトロピン製剤や hCG 製剤および LH などへの反応である．晩期発症型は新鮮胚移植を行った場合の絨毛から分泌される hCG が関与している．OHSS リスクの高い状況で妊娠が成立した場合，OHSS が長引き，重症化する．

5 自然発症

まれに妊娠初期に自然にみられることもあり，その他ゴナドトロピン産生腫瘍や甲状腺機能低下症（TSH 上昇），FSHR 遺伝子変異など下垂体の糖タンパクホルモンが過剰に反応しやすい状態で，医原性でない OHSS が生じることがある[1]．

6 頻度

軽度の OHSS は 20〜30％程度，問題となるような OHSS は 2〜3％程度[2]．
ASRM ガイドラインでは中等症から重症 OHSS が 1〜5％などとなっている[3]．

7 VEGF

OHSS では血管透過性が亢進し，それに伴って体液が血管からサードスペースに移動することが病態の中心と考えられている．すべては解明されていないが，血管透過性を亢進させる物質として，VEGF が大きな役割を果たしていると考えられている．ゴナドトロピンによる過排卵刺激の結果，生理的ではない多数の顆粒膜細胞が存在する状態となり，ここから VEGF が産生される．ゴナドトロピンは VEGF のレセプターである VEGFR-2 の発現も増加させる．VEGF は，VEGFR-2 を介して血管新生，透過性亢進，卵胞発育，黄体維持，子宮内膜や胎児の血管新生にかかわるファクターである．ドパミンのアゴニストであるカベルゴリンは VEGF 産生を抑制したり VEGF レセプターのリン酸化を抑制するとされ，OHSS 予防を目的として投与されるようになった．

8 レニン-アンジオテンシン系

卵巣局所にもレニン-アンジオテンシン系が存在し，アンジオテンシン II は黄体化した顆粒膜細胞で VEGF の mRNA やタンパク発現を増加させるとされている．
カルシウムが cyclic AMP によるレニン分泌促進を抑え，アンジオテンシン II を減らして OHSS を予防する効果があるともされる[4]．

9 その他のファクター

OHSS の病理は完全に解明はされていない．例えばインターロイキンなどのサイトカイン，

118

insulin–like growth factor，プロスタグランジン，ヒスタミン，キニンカリクレインなど，その他さまざまなファクターの関与がいわれている[3]．

● 文献

1）Daolio, et al.：BMC Medical Genomics 2023；16：45.
2）Papanikolaou EG, et al.：Fertil Steril 2006；85：112–120.
3）Practice Committee of the American Society for Reproductive Medicine：Fertil Steril 2016；106：1634–1647.
4）Fouda UM, et al.：J Obstet Gynaecol 2022；42：122–126.

（江頭 活子）

第4章 卵巣過剰刺激症候群（OHSS）

▶▶ 2 卵巣過剰刺激症候群（OHSS）の診断

1 卵巣過剰刺激症候群の診断 重症度評価

表1 OHSS ハイリスクファクター

患者特性	若年（＜35歳）
	低BMI
	多嚢胞性卵巣症候群
	AMH高値（＞3.4 ng/mL）
	AFC（≧24個）
	OHSS既往
卵胞発育状況	発育卵胞数≧25個
	採卵数≧24個
	E_2＞3500 pg/mL
卵巣刺激法	ゴナドトロピン投与量が多い
	トリガーとして hCG を使用
黄体期の hCG 高値	黄体機能補充目的での hCG 投与，妊娠による内因性 hCG 分泌

OHSS：卵巣過剰刺激症候群，AMH：抗ミュラー管ホルモン，AFC：胞状卵胞数

〔日本産科婦人科学会, 日本産婦人科医会（編集・監修）：産婦人科診療ガイドライン―婦人科外来編 2023. 日本産科婦人科学会, 2023；169–171 を参考に作成〕

> ・排卵誘発剤に対する反応が高く，多数の卵胞が発育した場合がハイリスク
> ・OHSS 診断のために経腟超音波，血算，生化学検査を行い，重症度を評価する

1 リスク評価

　卵巣刺激を開始する前に卵巣過剰刺激症候群（OHSS）のリスクを評価し，リスクが高い症例では予防措置を講じる．ハイリスクとされるファクターを表1[1]に示す．患者自身の特性として卵巣予備能が高く排卵誘発剤に強く反応することを予想させるファクター，また卵巣刺激を開始してからの状況などのファクターがある．

2 リスクが高い症例への予防策の具体的な使い方

①早発 LH サージ予防のために GnRH アゴニストを用いるショート法やロング法よりも GnRH アンタゴニスト法，黄体ホルモンを用いた PPOS 法がリスクが低いという報告もある．特に GnRH アゴニストトリガーと組み合わせると予防効果が高い．PPOS 法に使用する黄体ホルモンとしてはデュファストン®，ヒスロン®に「調節卵巣刺激下における早発排卵の防止」として保険適用がある．

②ゴナドトロピン投与量が過剰にならないよう注意する．ホリトロピンデルタなどを用いた個別刺激は OHSS の発生が少なかったとする報告もある[2]．

1 卵巣過剰刺激症候群の診断 重症度評価

表2 OHSS 重症度分類

	軽症	中等症	重症
自覚症状	腹部膨満感	腹部膨満感, 悪心・嘔吐	腹部膨満感, 悪心・嘔吐
胸腹水	小骨盤内の腹水	上腹部に及ぶ腹水	腹部膨満感を伴う腹部全体の腹水, あるいは胸水を伴う場合
卵巣腫大*	≧6 cm	≧8 cm	≧12 cm
血液所見	血算・生化学検査がすべて正常	血算・生化学検査が増悪傾向	Ht≧45%, WBC≧15,000/mm^3, TP<6.0 g/dL または Alb<3.5 g/dL

＊左右いずれかの卵巣の最大径を示す
ひとつでも該当する所見があればより重症なほうに分類する

〔日本産科婦人科学会, 日本産婦人科医会（編集・監修）：産婦人科診療ガイドライン－婦人科外来編 2023. 日本産科婦人科学会, 2023；169-171〕

③レトロゾールやアスピリンなどを, 卵巣刺激に併用することで OHSS が減少したという報告もある. レトロゾールには「生殖補助医療における調節卵巣刺激」として保険適用があるが, アスピリンは適応外使用となると考えられる.

④発育卵胞数が多すぎる場合, coasting（トリガー投与を 1〜2 日遅らせるなど）を考慮する.

⑤発育卵胞数が多すぎる場合に周期をキャンセルすることを考慮する.

⑥トリガーとして hCG 製剤を避けて GnRH アゴニストを用いる.

⑦全胚凍結を行うことで晩期発症型の OHSS を予防できる. リスクが高いと考えた症例では全胚凍結を行って次周期以降での融解胚移植を予定するほうが安全である.

⑧新鮮胚移植を行った場合は hCG 製剤を使わずプロゲステロンで黄体補充を行う.

　周期キャンセルなどは, OHSS リスクを減らすとしても不妊治療としての治療効果は損なわれる. リスクを減らすことと治療効果のバランスを考えつつの治療が必要となる.

③ OHSS の重症度評価

　OHSS は重症度に幅がある. 胸腹水が多量に貯留して入院が必要な症例, 腹部膨満感が 2〜3 日で改善して大きな問題のない症例, 卵巣の軽度腫大のみで本人の自覚はほとんどない症例などである.

　重症度について表 2[1)]に基づき評価を行う. 必要な検査を記載する.

1. 経腟超音波

　卵巣の大きさを計測し, Douglas 窩, 膀胱子宮窩など骨盤内の腹水貯留の有無, 量を確認する.

2. 経腹超音波

　骨盤内にそれほど多く液体貯留がないように見えても, 経腹超音波で Morrison 窩（肝臓と右腎の間）や脾臓周囲などを確認すると予想外に腹水が多いことに気づくこともあるため, 施行したほうが安全である.

3. 胸部 X 線

　腹水が多量の場合, 呼吸困難感などがある場合など, 胸水の評価のため胸部 X 線を施行する.

4. 血算

　血管内の脱水, 血液濃縮の程度を確認する. OHSS では白血球上昇や Ht 上昇がみられる.

第4章　卵巣過剰刺激症候群（OHSS）

5. 生化学検査

臓器障害の程度を確認するため生化学検査を施行する．血清アルブミンの低下や腎機能障害などの程度を確認する．

6. 血栓に注意

OHSS では重篤な合併症として血栓症，肺塞栓症がある．D-dimer は OHSS では上昇がみられることが多く採血での血栓の判断はむずかしいが，必要時に下肢静脈エコーや CT などを考慮する．

●文献

1) 日本産科婦人科学会，日本産婦人科医会（編集・監修）：産婦人科診療ガイドライン─婦人科外来編 2023．日本産科婦人科学会，2023；169-171．
2) Qiao J, et al.：Hum Reprod 2021；36：2452-2462．

（江頭 活子）

第4章 卵巣過剰刺激症候群（OHSS）

▶▶ 3 卵胞過剰刺激症候群（OHSS）の治療

1 1 輸液／2 透析／3 バイアスピリン

- 軽症は外来管理，重症は入院管理を行う
- 卵巣過剰刺激症候群（OHSS）を早く改善させる治療や対症療法を行いながら軽快する時期を待つ

1 卵巣過剰刺激症候群（OHSS）治療の基本

　卵巣過剰刺激症候群（OHSS）は，妊娠が成立して内因性に hCG 分泌が始まらない限りは，投与したゴナドトロピン，hCG や LH サージの黄体への影響が減衰したり，黄体自体が退縮した1〜2週間後に自然に軽快する．それまでの間は重症度軽減，期間短縮目的の治療や，その他の対症療法を行いながら，軽快を待つ必要がある．

　早発型 OHSS は 100％ 確実な予防はできないが，予防効果があるとされるカベルゴリンや GnRH アンタゴニストなどを OHSS の程度を軽減したり，黄体を退縮させて軽快を早める目的で1週間程度は継続するのがよいと考える．新鮮胚移植を行ってしまった場合，妊娠成立して OHSS がコントロール不可能な状況となれば母体優先のための最終手段として人工妊娠中絶も考慮するが，可能ならば妊娠と両立させる治療を行うことになる．

　軽症では外来管理が基本であるが，重症は基本的に入院管理となる．中等症ではさらに重症化が予想されかどうかなどを判断し，クリニックの場合必要時は早めに入院可能な高次医療機関への紹介を考える．

　外来管理の場合は1日1L程度の飲水，卵巣捻転の予防のために激しい運動を避けるよう指導する．そして腹部膨満感がひどい場合，腹痛，尿量の減少，呼吸困難感，血栓を疑う症状などの異常があった場合は受診するよう指導しておく．

　入院，臥床状態となるのであれば弾性ストッキングなどの予防処置が勧められる．腹水穿刺時は注意を要するが低用量アスピリンや，必要であればヘパリン投与なども考えられる．

　卵巣捻転が疑われる場合は速やかに手術によって捻転を解除する必要がある．

　OHSS は1〜2日の経過で急激に増悪する．改善がある場合，血管外へ漏出した体液の血管内への移動により，尿量の増加，腹部膨満感の改善，Ht 値の正常化として現れるが，治療により半日程度で改善の徴候がなければ早めに次の手を打つべきである．入院を要する場合下記のような治療を行い，「産婦人科診療ガイドライン婦人科外来編（2023）」なども参考にする．

2 輸液

1. 細胞外液輸液 500〜1000 mL/日

　体液のサードスペースへの移動のために減少した循環血漿量を保ち，血液濃縮による血栓症を避けるため輸液が必要である．投与量が多すぎると腹水貯留を増悪させる可能性がある．輸液量，尿量の in out バランス，体重など経過を観察する．

第4章 卵巣過剰刺激症候群（OHSS）

2. 人工膠質液ヒドロキシエチルデンプン（HES）製剤など

ヒドロキシエチルデンプン（hydroxyethyl starch：HES）は膠質浸透圧上昇，循環血漿量増加のために有効である．HESやアルブミンは採卵時から予防として使用した報告がある．アルブミンが血液製剤であることを考えるとHESはより安価で安全性の懸念が少ないと思われる[1]．

3. ドパミン塩酸塩 1〜5 μg/kg/分

ドパミンはやや高用量になると心収縮力，心拍出量を増加させるが，低用量で腎血管を拡張して腎血流量を増やす作用がある．

4. 25%アルブミン

アルブミン製剤の投与も膠質浸透圧上昇，循環血漿量増加のために有効である．またOHSSの原因となる血管作動性の物質に結合したり，血漿膠質浸透圧を上昇させることで血管透過性亢進に拮抗するとも考えられている．血液由来製剤であり，費用や安全性などの面で使いにくく，HESのほうが第一選択となると考える．

❸ 腹水穿刺，腹水濾過濃縮再静注法

腹水が多量に貯留すると，患者の苦痛は著しい．また，この腹水による腹腔内圧上昇のため腎静脈などが圧迫されてうっ血し，腎臓の灌流血液量が減少することも指摘されている．

このため腹水穿刺を行うことは症状軽快に有益である．海外文献では外来で経腹的もしくはDouglas窩から穿刺して腹水を除去することでOHSS改善を早めたり入院を回避できる可能性が高まるという報告がある[2]．わが国の医療体制からは，腹水穿刺を要する状況であれば入院治療が妥当である．可能な施設では，腹水濾過濃縮再静注法を行うと，血液由来製剤を使用することなくアルブミン製剤投与同様の治療を同時に行うことができ，非常に有効である．

❹ 低用量アスピリン

血小板活性化がVEGF増加にかかわっており，ヒスタミン，セロトニンや成長ファクターなどを放出することがOHSSカスケードにかかわっているという説がある．アスピリンにより血小板活性化を抑制し，血管作動性の物質の放出を抑えることでOHSSを減らすことが期待されている．アスピリン100 mg/日を卵巣刺激開始時や月経開始時から妊娠判定日や胎児心拍確認まで投与して重症OHSSは有意に少なかった報告があるが[3]，2019年のランダム化比較試験RCTでは，前周期の黄体期中期から同じ量を内服したが中等症，重症のOHSSはプラセボと比べて減らなかったという報告もある[4]．

ASRMガイドラインではgrade B（やや推奨）となっている．血栓予防効果も期待できるが，腹水穿刺を行う場合は出血に注意が必要である．

●文献

1) Humaidan P, et al.：Fertil Steril 2010；94：389–400.
2) White DA, et al.：BMJ Open 2024；14：e076434.
3) Várnagy A, et al.：Fertil Steril 2010；93：2281–2284.
4) Namavar Jahromi B, et al.：Taiwan J Obstet Gynecol 2019；58：255–260.

（江頭 活子）

第4章	卵巣過剰刺激症候群（OHSS）

▶▶ 4 卵巣過剰刺激症候群（OHSS）を起こさないために

1 カベルゴリン

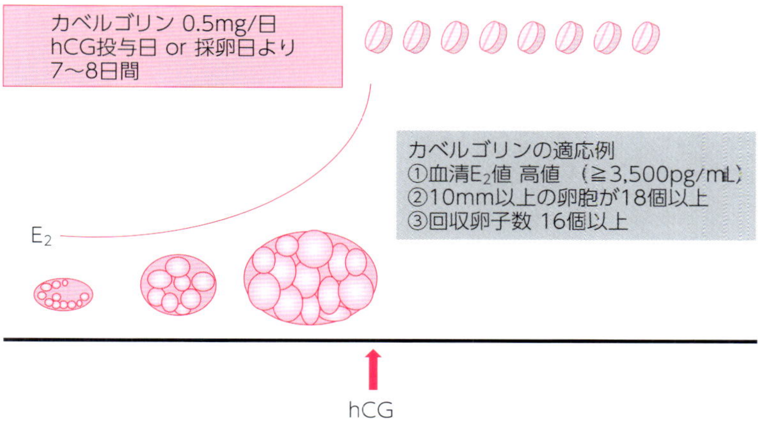

カベルゴリン 0.5mg/日
hCG投与日 or 採卵日より
7〜8日間

カベルゴリンの適応例
①血清E_2値 高値　（≧3,500pg/mL）
②10mm以上の卵胞が18個以上
③回収卵子数 16個以上

E_2

hCG

図1　カベルゴリンの適応・用法
Ex：エストラジオール，hCG：ヒト絨毛性ゴナドトロピン

1 カベルゴリンの作用と機序

• **カベルゴリンはVEGFR-2を介した血管透過性の亢進を阻害することで卵巣過剰刺激症候群（OHSS）発症を抑制する**

　卵巣過剰刺激症候群（OHSS）の発症機転は，顆粒層黄体細胞から放出される多量のVEGFが血管内皮細胞の受容体に結合し，血管透過性を高める下流のシグナルを増強させるためであると考えられている[1]．VEGFの働きを選択的に阻害する薬剤も試みられたが，血栓症などの副作用や新鮮胚移植の着床への影響から臨床的に用いられることはなかった．

　カベルゴリンはアゴニストであるが，VEGFの受容体VEGFR-2シグナリングを用量依存性に阻害することが報告されている[2]．半減期は他のドパミンアゴニストより長く65時間であり，長期に及ぶOHSSの治療には適していると考えられる．

2 適応と疾患，診断と治療

• **カベルゴリンは生殖補助医療（ART）に伴うOHSSハイリスク患者のOHSS発症抑制に用いられる**

1．カベルゴリンの適応について

　カベルゴリンのOHSSに対する適応は，添付文書には「生殖補助医療に伴う卵巣過剰刺激症候

群の発症抑制」と記載されている．OHSS ハイリスク症例に対する対策としては一次予防と二次予防がある[3]が，一次予防が<u>卵巣刺激前</u>にわかる OHSS リスクファクターに対しておもに卵巣刺激法の工夫を行うのに対し，二次予防は<u>採卵決定時</u>や<u>採卵時</u>にわかる OHSS リスク（発育卵胞数，血清 E_2 値，採卵数）に対する予防である．カベルゴリンは二次予防のための薬剤として採卵決定時以降に投与される薬剤であるため，適応は<u>採卵決定時</u>や<u>採卵時</u>に判明する OHSS リスクで決定される．2024 の ASRM のガイドラインでは，OHSS のハイリスク症例の基準として，以下の基準が提唱されている[4]．

① トリガー時に 10 mm 以上の卵胞が 18 個以上ある．
② トリガー時の E_2 値が 3500 pg/mL を超えている．
③ 16 個以上の卵子が回収された．

2．カベルゴリンの効果に対する報告

2021 年のコクランのシステマティックレビューにおいて，OHSS ハイリスク患者に対するカベルゴリン投与は，無投薬と比較して中等度から高度の OHSS 発症リスクを 0.32 倍に低下させたと報告されている[5]．一方でカベルゴリンが胃の不快感やめまい等の副作用に関しては増やすかについてははっきりとしていないとしている．また新鮮胚移植時に併用することで着床率や生児獲得率に影響を与えるかどうかについても十分なデータがなく結論を出せないと報告している．

また，同レビューでは，アルブミンや人工膠質液等の治療にカベルゴリンを追加することで OHSS のリスクを 0.48 倍に有意に低下させたと報告されている．

なお，2024 年 3 月現在 OHSS 予防に使用可能な薬剤としてレトロゾールがあるが，直接効果を比較した英文報告は検索した限りない．レトロゾールの効果に関しては一定の見解が得られておらず，ASRM ガイドラインによるとカベルゴリンの推奨度は grade A（エビデンスレベル強）であるのに対して，レトロゾールの推奨度は grade C（エビデンスレベル弱）となっており[4]，現時点では OHSS の予防としてはカベルゴリンが第一選択薬になると考えられる．

③ 投与方法（処方例）

同薬は製薬会社より 2022 年 3 月に医薬品製造販売承認事項一部変更承認の公知申請が行われ，2022 年 9 月 16 日より医薬品製造販売承認事項一部変更承認され，保険適用されて現在に至る．

添付文書には「<u>通常，カベルゴリンとして 1 日 1 回 0.5 mg を最終的な卵胞成熟の誘発日または採卵日から 7～8 日間，就寝前に経口投与する</u>」とあり本薬剤の使用（図 1），処方例は以下のとおり．

処方例）カバサール® 錠（0.25 mg）　1 回 2 錠　1 日 1 回　就寝前：採卵日より 7 日間

●文献

1) Bates DO, et al.：Microcirculation 1999；6：83-96.

2) Gomez R, et al.：Endocrinology 2006；147：5400-5411.

3) 黄　海鵬，他：臨婦産 2022；76：1167-1076.

4) Practice Committee of the American Society for Reproductive Medicine：Fertil Steril 2024；121：230-245.

5) Tang H, et al.：Cochrane Database Syst Rev 2021；4：CD008605.

（高村 将司）

第4章 卵巣過剰刺激症候群（OHSS）
▶▶ 4 卵巣過剰刺激症候群（OHSS）を起こさないために

2 アロマターゼ阻害薬

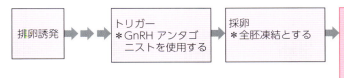

図1 レトロゾール処方例
OHSS：卵巣過剰刺激症候群

1 アロマターゼ阻害薬（レトロゾール）の作用と機序

- アロマターゼ阻害薬はエストラジオールの合成を抑制する
- アロマターゼ阻害薬は排卵誘発に用いられる

　レトロゾールは非ステロイド性アロマターゼ阻害薬である．エストロゲン合成経路における最終酵素であるP450アロマターゼに可逆的に結合し，テストステロンからエストラジオールへの変換を阻害することで卵巣の顆粒膜細胞や脂肪組織等におけるエストラジオールの合成を抑制する．乳癌の治療薬として開発され使用されてきたが，1990年代より排卵誘発への有効性が示され不妊治療における排卵誘発に使用されるようになった．現在では多嚢胞性卵巣症候群（PCOS）患者の排卵誘発においては第一選択薬として推奨され，保険適用となっている．排卵誘発における機序としては，エストロゲン濃度の低下により，視床下部へのネガティブフィードバックを抑制し下垂体からのFSH分泌を増加させること，また，顆粒膜細胞におけるアンドロゲンの蓄積によりFSH感受性を高めることにより卵胞発育を促進することが考えられている．

2 適応と疾患，診断と治療

- 血中エストラジオール値の上昇はOHSS発症のリスクファクターである
- エストラジオール合成を抑制するアロマターゼ阻害薬はOHSS発症予防に有効である可能性がある

　卵巣過剰刺激症候群（OHSS）は，血管透過性の亢進に伴う血管からthird spaceへの体液の移動により様々な症状を引き起こす疾患である．血管新生サイトカインであるVEGFによる血管透過性の亢進がOHSSの病態に最も密接に関係していると考えられており，hCGの投与により顆粒膜細胞におけるVEGFの発現が増大し血中VEGF濃度が上昇することが報告されている．血中エストラジオール値の上昇がOHSS発症のリスクファクターであることはアメリカ生殖医学会

第4章　卵巣過剰刺激症候群（OHSS）

（ASRM）をはじめとする様々なガイドラインに明示されており，血中エストラジオール値を速やかに低下させる作用を有するレトロゾールの OHSS 予防における有効性が検証されてきた．2017 年に報告されたランダム化比較試験（RCT）[1]では，レトロゾール内服群は低容量アスピリン内服群に比べ中等度以上の早発型 OHSS の発症率が低いことが示されたが，VEGF の血中濃度はむしろレトロゾール内服群で高値であった．レトロゾール内服群では黄体期短縮を認め，これが OHSS 予防の機序に関与するとされた．一方で 2020 年に報告されたメタ解析に[2]おいてレトロゾールの早発型 OHSS 発症予防への有効性は示されず，first line の予防法として用いるべきではないとされた．現時点ではレトロゾールの OHSS 予防効果に一定のコンセンサスは得られておらず，作用機序についても十分には明らかになってはいない．

　これらより欧州ヒト生殖医学会（ESHRE）のガイドラインでは，レトロゾールの OHSS 発症予防効果は期待できるがエビデンスは十分ではないとされており，わが国で 2021 年に刊行された生殖医療ガイドライン[3]においても同様の記載がされている．厚生労働省による 2022 年 3 月公布の「不妊治療に係る診療報酬上の取り扱いについて」において OHSS ハイリスク患者に対する，OHSS 発症予防のためのレトロゾール使用は保険適用としうることが記載されており，レトロゾールは OHSS ハイリスク患者に対して使用可能な薬剤である．

❸ 投与方法（処方例）（図1）

　OHSS ハイリスク患者においては LH サージのトリガーとし GnRH アンタゴニストを選択すること，全胚凍結保存法を行うことが重要である．採卵後に OHSS 発症予防として有効性が示されているカベルゴリンや低容量アスピリンとの併用を前提とし，レトロゾールの服用は考慮しうる．実際の処方としては，レトロゾール 2.5 mg を 1 日 2 錠，採卵日から 5 日間程度処方することが一般的である．

●文献

1) Mai Q, et al.：Am J Obstet Gynecol 2017：216：42. e1–42. e10.
2) Zhao J, et al.：Reprod Health 2020：17：181.
3) 日本生殖医学会（編集・監修）：生殖医療ガイドライン．日本生殖医学会，2021．

（真壁 友子，原田 美由紀）

第4章 卵巣過剰刺激症候群（OHSS）
▶▶ 4 卵巣過剰刺激症候群（OHSS）を起こさないために

3 GnRHアンタゴニスト

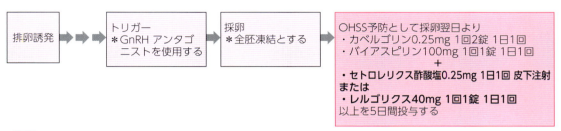

図1 GnRHアンタゴニストの処方例
OHSS：卵巣過剰刺激症候群

1 GnRHアンタゴニストの作用と機序

- **GnRHアンタゴニストはflare up現象がなく投与後速やかにゴナドトロピン分泌を抑制する**

　GnRHアンタゴニストは下垂体のGnRH受容体にGnRHと競合的に結合し，視床下部から分泌されるGnRHの結合を阻害することで下垂体からのゴナドトロピンの分泌を抑制し卵巣における卵胞発育やエストロゲン合成を阻害する薬剤である．GnRHアンタゴニストはGnRHアゴニスト投与初期にみられるflare up現象がなく，投与開始後速やかにゴナドトロピン分泌を抑制する．GnRHアンタゴニストはわが国では2007年頃より使用となったが，当初はペプチド製剤のセトロレリクスやガニレリクスなど注射製剤のみであった．GnRHアンタゴニストは半減期が24時間程度と短いため持続的な効果を得るには連日の注射が必要であり，主にはアンタゴニスト法による卵巣刺激の際のLHサージ抑制の際の数日間の投与に用いられてきた．

　2019年に経口投与可能な非ペプチド製剤であるレルゴリクスが上市された．作用機序は注射製剤と同様であり，flare up現象なく内服開始後速やかにゴナドトロピン分泌低下がもたらされる．1日1回の経口投与で持続的な効果が得られるため，子宮筋腫や子宮内膜症の治療への使用が保険適用となっている．

2 適応と疾患，診断と治療

- **OHSSハイリスク群に対するGnRHアンタゴニスト投与によるOHSS発症リスク低下効果を示す報告がある**

　GnRHアンタゴニストは速やかにゴナドトロピン，エストラジオールの分泌を低下させる薬剤であるため，卵巣過剰刺激症候群（OHSS）ハイリスク患者へのOHSS発症リスク低減効果につ

第 4 章　卵巣過剰刺激症候群（OHSS）

いて検討されてきた．2019 年に報告された前方視的試験[1]で，OHSS ハイリスク群に対し採卵後 3〜5 日目まで GnRH アンタゴニストであるセトロレリクス酢酸塩 0.25 mg を投与した群では中等度以上の OHSS 発症リスクが有意に低下した．また，セトロレリクス酢酸塩投与群においては採卵後 3 日目から 6 日目にかけてのエストラジオールや VEGF 濃度の上昇がみられなかった．この機序として，卵巣の GnRH 受容体の直接的な阻害作用による VEGF 産生低下が考えられている．

アメリカ生殖医学会（ASRM）や欧州ヒト生殖医学会（ESHRE）のガイドラインに GnRH アンタゴニストを用いた OHSS 予防についての記載はない．わが国の生殖医療ガイドライン[2]においてはわが国における実態として，エビデンスは十分ではないがレルゴリクスを OHSS 予防に使用する施設があることが紹介されている．

❸ 投与方法（処方例）（図 1）

OHSS ハイリスク患者における OHSS 発症予防として，有効性が示されているカベルゴリンや低容量アスピリンと併用し GnRH アンタゴニストの使用は考慮しうる．実際の処方としては，セトロレリクス酢酸塩 0.25 mg を採卵日より 5 日間，1 日 1 回皮下注射をする．あるいはレルゴリクス 40 mg を 1 日 1 回採卵日より 5 日間投与する．

2023 年 2 月に厚生労働省により公布された通達において，セトロレリクス酢酸塩およびガニレリクス酢酸塩は OHSS 予防において適応外使用を認めるとされており，保険診療のもとで使用可能である．

● 文献

1）Zeng C, et al.：Arch Gynecol Obstet 2019；300：223–233.
2）日本生殖医学会（編集・監修）：生殖医療ガイドライン．日本生殖医学会，2021.

（真壁 友子，原田 美由紀）

第5章 採卵手技

1 採卵前後の流れ

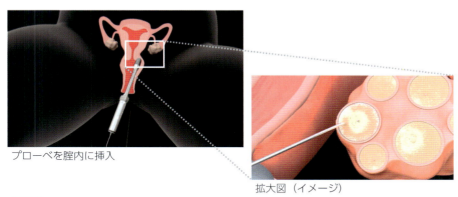

プローベを腟内に挿入　　　拡大図（イメージ）

図1 採卵術のイメージ

- 採卵術は日帰りで行われるため安全面への配慮が必要である
- 採卵前準備を綿密に行うことによりリスク軽減に努める

1978年に腹腔鏡によって導入された採卵術は，1987年ごろに経腟超音波ガイド下に移行し，今では産婦人科領域のなかで最も多い処置の1つとなった．現在では大多数が入院施設をもたない診療所で実施されており，安全面にも配慮をしながら日帰りで実施されることが標準的になっている．

1．採卵前準備

採卵前には，既往歴・現病歴やアレルギーの有無を確認し，術前検査を実施して全身状態を評価する．そのほか卵巣刺激による発育卵胞サイズや個数，卵巣の位置なども事前に把握しておく．採卵室の機器・設備・消耗品などの入室前備品チェックもすませておく．同意書を含めた患者情報を確認する．麻酔薬を用いる場合は，誤嚥防止のために最終摂食時間などを施設ごとの取り決めに従い説明しておく．トリガー（hCG製剤やGnRHアゴニスト製剤）の34～38時間後に採卵を実施する．

2．採卵術の実施

採卵室に入室後，患者確認を行い，採卵術を実施する（図1）．術後は一定時間全身状態を確認した後，体調変化に問題がなければ精液所見を踏まえて受精法や今後の胚移植・凍結方法を相談し，帰宅する．一般的に外来手術であり，4～5時間以内に終了することが多い．

〈川井 清考〉

第5章 採卵手技

2 麻酔方法

- 鎮静・鎮痛は患者満足度に影響を与える
- 麻酔に応じた人員配置や準備を行う必要がある

　採卵時の麻酔に伴う合併症は 0.06％ と頻度は低いものの，麻酔時には適切なモニタリングが必須である．非侵襲的自動血圧測定，パルスオキシメータなどによる観察のほか，上気道閉塞を含めた緊急時に備え救急カートを採卵室に配置する．

　採卵術の鎮静・鎮痛は患者の満足度に影響するため，適した麻酔方法を選択することが好ましい．麻酔方法の選択は施設によって異なるが，安全確保のために必要な人員体制が整っていることが好ましい．外来処置で行われることが一般的であるため，全身麻酔に比べて回復時間が短い鎮静・鎮痛が望ましい．

1. 鎮痛方法

　疼痛緩和目的にリドカイン（キシロカイン®）やメピバカイン（カルボカイン®）を用いた超音波ガイド下腟壁注射や傍頸管ブロックなどの局所鎮痛薬を用いることが多い．疼痛が強い患者にはペンタゾシン（ソセゴン®），フェンタニルクエン酸塩注射液などの使用を検討する．回収卵が非常に少ない場合や麻酔に対するアレルギー・恐怖感などの理由から，疼痛スコアは高まるが無麻酔の採卵術が選択される場合もある．

2. 鎮静方法

　鎮痛剤のみで治療を行うこともあるが鎮静剤を併用することがある．

　患者が担当者と意思疎通ができる程度の意識を保ったまま緊張を緩和する意識下鎮静（conscious sedation）では，ジアゼパム（セルシン®，ホリゾン®），ミダゾラム（ドルミカム®），フルニトラゼパム（サイレース®）などの静脈注射が選択される．意識下鎮静と全身麻酔の間に位置づけられる深鎮静法（deep sedation）では，患者の意識は抑制されており，簡単に覚醒しない．自立した換気が損なわれることもあり患者看視に専念するスタッフを配置させていることが好ましい．プロポフォール（ディプリバン®）が使用されることが多い．

3. verbal anesthesia

　採卵中の不快感や痛みから患者の注意をそらすために，会話などのコミュニケーションや，照明や快適な温度調整を含めた落ち着いた環境の作り出しを組み合わせた verbal anesthesia も重要である．

（川井 清考）

3 採卵手技

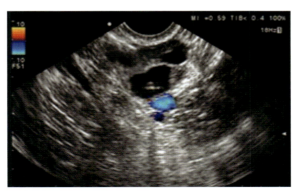

図1 経腟超音波カラードプラにおける卵胞と血管（内腸骨静脈）の鑑別

- single lumen 針を用いた経腟超音波ガイド下吸引採卵が一般的である
- 疼痛の軽減・合併症を最小限にとどめるために細心の注意を払う必要がある
- follicle curetting や follicle flushing の有効性は定まっていない

1．採卵針

　採卵針の形状は吸引のみの single lumen 針と吸引・注入可能な double lumen 針がある．針の太さ（15〜22 G）は施設により様々である．細径の採卵針のほうが採卵時間は長くなるが，出血・疼痛の軽減につながるため使用される傾向がある．自動吸引器を使用する場合の最適な吸引圧については結論が出ておらず，吸引針によりメーカーが指定する範囲（一般的に 100〜220 mmHg）で行うことが一般的である．

2．採卵手技

　穿刺ガイド用アタッチメントを装着した経腟超音波プローベを腟内に挿入し，骨盤内を系統的に観察する．血管と卵胞の鑑別がむずかしい場合はカラードプラを用いる（図1）．プローベを腟壁に押し付ける強さや角度を調整しながら，周辺臓器に注意して，ニードルガイドで示された採卵針の進行方向に常に穿刺する卵胞内の中心が綺麗に描出されていることが望ましい（図2）．卵胞の描出に難渋したり，卵巣の固定がむずかしい場合，腹部から助手に圧迫をしてもらうこともある．目的の卵胞を穿刺し卵胞液をすべて吸引し終わると次の卵胞を穿刺するために針先を適宜移動させる．1回の穿刺で安全に可能な限り多くの卵胞を吸引することが望ましいが，穿刺部位を大きく動かす際に腟壁・卵巣皮質の裂傷を引き起こすこともあるため，一度採卵針を抜いて改めて腟壁を穿刺するかどうか判断することも重要である．卵胞液吸引後に採卵針を卵胞内で回転させる follicle curetting は，回収卵子の増加や，血液などによる採卵針の閉塞を防ぐなどの有効性があるかどうか結論が出ていない．

第5章 採卵手技

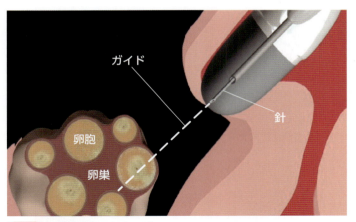

図2 採卵術のイメージ

3. 卵胞洗浄について

卵胞洗浄（follicle flushing）を行うことが明らかな生児獲得率の改善に寄与するという報告は少ないが，近年発育卵胞が少ない場合における有効性を示した報告が出ていることにより施設ごとに個別に実施の有無が分かれている．

4. 術後処置

穿刺回収した卵胞液は37℃に保温された試験管に吸引され，速やかに培養室に移送する．採卵術終了時には超音波にて左右卵巣をチェックして予定していた穿刺卵胞がすべて穿刺されているか，また腹腔内出血・血腫の状況を確認する．腟鏡診も行い腟内出血も確認する．

（川井 清考）

| 第5章 | 採卵手技 |

4 合併症

- 採卵術の合併症は非常にまれである
- 出血・感染症・他臓器損傷が合併症報告の大多数を占める

　採卵術は侵襲的な術式であることを認識し，合併症の発生予防に留意することが好ましい．2019年に欧州ヒト生殖医学会（ESHRE）で報告された776,556周期データでは，採卵術による合併症は1,328周期（0.17%）であり，その内訳は出血919周期（0.11%），感染症108周期（0.013%），その他301周期（0.038%）であった．軽度の合併症をどこまで合併症としてデータ集積しているかにより合併症発生率に幅があることに留意する．

1. 出血

　事前に凝固障害がないかどうかなど確認しておくことが好ましい．採卵後の出血は，ほとんどの患者において臨床的には問題ないことが多い．

　穿刺した腟壁や子宮腟部からの出血は大半が圧迫により止血可能であるが，止血困難な場合は縫合も行う．

　腹腔内や後腹膜腔の出血は血管損傷や卵巣からの出血により起こることが大半である．150件の採卵を対象とした前向き研究では，推定腹腔内出血量の中央値は72 mL（四分位範囲8〜162 mL）であり，外科的な止血術が必要である頻度は少ないとされている．採卵針では以前と比べて細い針を用いられることが多くなり，出血リスクが減少していることが報告されている．

　採卵終了時には，バイタルサインの確認，超音波検査で腹腔内の血液貯留・血腫の有無，腟鏡診で穿刺部の出血の有無を確認する．出血が懸念される場合には，必要に応じて再度診察や血液検査などの評価を行うことも検討する．

2. 感染症

　採卵術に対する予防的抗菌薬投与について明らかなエビデンスはなく，施設によって方針が異なる．感染症は，採卵時の腟壁穿刺に起因し，腟内細菌が腹腔内に混入すると考えられている．腟/子宮頸部からの細菌感染を最小限に抑えるために，採卵前に腟内洗浄を行うべきである．クロルヘキシジン液，ポビドンヨードなども使用される場合もあるが，細胞膜に作用する可能性があり卵子にとって安全とはいえないため，加温した生理食塩水を用いるのが一般的である．

　子宮内膜症，骨盤内炎症性疾患（pelvic inflammatory disease：PID）既往，成熟囊胞性奇形腫，骨盤内癒着，骨盤内手術既往がある患者は，骨盤内感染のリスクが高いと考えられる．

3. 他臓器損傷

　腸管，膀胱，尿管などに対する他臓器損傷の頻度は0.01〜0.1%と非常に低い．

　骨盤内癒着，骨盤内手術既往があり臓器損傷リスクが生じそうな部位に卵巣がある場合，卵胞穿刺を断念することも考慮する．

4. その他

　重度のコントロール不能な疼痛や麻酔による合併症が起こることがあり，状況に応じた対応が

第5章　採卵手技

できる準備をしておく.

●参考文献
・日本生殖医学会（編集・監修）：生殖医療の必修知識 2023. 日本生殖医学会, 2023；326–331.
・日本生殖医学会（編集・監修）：生殖医療ガイドライン. 日本生殖医学会, 2021；1-4.
・ESHRE Clinic PI Working Group：Hum Reprod Open 2021；2021：hoab022.

（川井 清考）

第6章 保険診療と排卵誘発

1 一般不妊治療管理料

表1 一般不妊治療管理料

一般不妊治療管理料　250点（3か月に1回）

対象患者	・一般不妊治療を実施している入院中ではない不妊患者
施設基準	・産科，婦人科，産婦人科または泌尿器科を標榜する保険医療機関 ・産科，婦人科，産婦人科または泌尿器科を5年以上経験した常勤医が最低1名配置 ・不妊診療を年間20例以上実施 ・生殖補助医療管理料に係る届出を行っている 　または生殖補助医療管理料に係る届出を行っている他の保険医療機関と連携している
算定要件	・治療計画を作成する ・当該患者およびそのパートナーに説明して同意を得る ・毎回の指導内容の要点を診療録に記載する ・少なくとも6月に1回以上，治療内容等に係る同意について確認する ・必要に応じて治療計画の見直しを行う ・必要に応じて生殖補助医療を実施できる他の連携保険医療機関へ紹介を行う ・薬物療法等の治療方針について適切に検討する ・初回算定時に，不妊症と診断した理由について診療録に記載する ・当該管理料の初回算定時に，以下の点を確認する 　　─当該患者およびそのパートナーが，婚姻関係にある 　　─または，治療の結果，出生した子について認知を行う意向がある

表2 人工授精

人工授精　1,820点/回

施設基準	・産科，婦人科，産婦人科または泌尿器科を標榜する保険医療機関 ・一般不妊治療管理料に係る届出を行っている保険医療機関
算定要件	・下記のいずれかに該当する患者に対し妊娠を目的として実施した場合 　　─精子・精液の量的・質的異常 　　─射精障害・性交障害 　　─精子-頸管粘液不適合 　　─機能性不妊 ・精子の前処置を適切に実施する．前処置に係る費用は所定点数に含まれ，別に算定できない ・治療が奏効しない場合には，生殖補助医療の実施について速やかに検討する ・必要に応じて生殖補助医療を実施できる他の連携保険医療機関へ紹介を行う

> ・一般不妊治療への保険適用により，管理料の算定や同意書の取得が必要となった

　2022年4月からの不妊治療に対する保険適用の導入に際し，新たに一般不妊治療管理料という評価項目が新設された．要点を抜粋し表1に示す．3か月に1回算定を行う（250点），治療計画書を作成し同意書を得る必要がある，等の点に特に留意されたい．また，関連して人工授精の実施に対する評価項目が新設されたため，要点を抜粋し表2に示す．

（平岡　毅大）

第6章 保険診療と排卵誘発

2 生殖補助医療管理料

表1 生殖補助医療管理料

生殖補助医療管理料（月に1回）
　生殖補助医療管理料1　300点
　生殖補助医療管理料2　250点

対象患者	・生殖補助医療を実施している入院中ではない不妊患者
施設基準	・生殖補助医療管理料1を算定する施設については，以下の体制を有する 　　―患者からの相談に対応する専任の担当者を配置 　　―社会福祉士等の保健医療サービスおよび福祉サービスとの連携調整を担当する者を配置 　　―他の保健医療サービスおよび福祉サービスとの連携調整およびこれらのサービスに関する情報提供 　　　に努める ・生殖補助医療に係る2年以上の経験を有する常勤医が1名以上配置 ・日本産科婦人科学会の体外受精・胚移植に関する登録施設で1年以上の生殖補助医療の経験を有する常勤 　医が1名以上配置 ・日本産科婦人科学会の体外受精・胚移植に関する登録施設である ・時間外・夜間救急体制が整備されている 　または時間外・夜間救急体制が整備されている他の保険医療機関との連携体制を構築している ・毎年7月に前年度における治療件数等を所定の様式により届け出る
算定要件	・初回算定時に，以下の点を確認する 　　―当該患者およびそのパートナーが，婚姻関係にある 　　―または，治療の結果，出生した子について認知を行う意向がある ・治療計画を作成する ・当該患者およびそのパートナーに説明して同意を得る ・毎回の指導内容の要点を診療録に記載する ・少なくとも6月に1回以上，治療内容等に係る同意について確認する ・必要に応じて治療計画の見直しを行う ・初回算定時に，不妊症と診断した理由について診療録に記載する ・当該患者の状態に応じて，必要な心理的ケアや社会的支援について検討し，適切なケア・支援の提供また 　は当該支援等を提供可能な他の施設への紹介等を行う

> **・生殖補助医療への保険適用により，管理料の算定や同意書の取得が必要となった**

　一般不妊治療と同様に生殖補助医療（ART）に対しても保険が適用されることになり保険診療ができるようになり，それに伴い生殖補助医療管理料が新設された．要点を抜粋し表1に示す．1か月に1回算定を行う（管理料1＝300点，管理料2＝250点），管理料1の算定は相談員の配置などの施設基準を満たす必要がある，管理料1・2いずれの場合も，一般不妊治療管理料と同様に治療計画書を作成し同意書を得る必要がある，等の点に特に留意されたい．また，関連して新設された診療報酬点数についても表2に示す．

2　生殖補助医療管理料

表2　生殖補助医療に関連する診療報酬点数

採卵術	3,200	受精卵・胚培養管理料		
1 個	2,400	1 個		4,500
2 個から 5 個	3,600	2 個から 5 個		6,000
6 個から 9 個まで	5,500	6 個から 9 個まで		8,400
10 個以上	7,200	10 個以上		10,500
抗ミュラー管ホルモン（AMH）	600	胚盤胞作成加算		
		1 個		1,500
体外受精・顕微授精管理料		2 個から 5 個		2,000
体外受精	4,200	6 個から 9 個まで		2,500
顕微授精		10 個以上		3,000
1 個	4,800	胚凍結保存管理料		
2 個から 5 個	6,800	・胚凍結保存管理料（導入時）		
6 個から 9 個まで	10,000	1 個		5,000
10 個以上	12,800	2 個から 5 個		7,000
体外受精および顕微授精同時実施管理料		6 個から 9 個まで		10,200
1 個	6,900	10 個以上		13,000
2 個から 5 個	8,900	・胚凍結保存維持管理料		3,500
6 個から 9 個まで	12,100	胚移植術		
10 個以上	14,900	・新鮮胚移植		7,500
採取精子調整加算	5,000	・凍結・融解胚移植		12,000
卵子調整加算	1,000	アシステッドハッチング加算		1,000
		高濃度ヒアルロン酸含有培養液加算		1,000
		Y 染色体微小欠失検査		3,770
		精巣内精子採取術		
		・単純なもの		12,400
		・顕微鏡を用いたもの		24,600

（平岡 毅大）

Column

卵子凍結

①卵子凍結の分類

　不妊治療として発達・普及したARTが，ほかの目的にも利用されるようになった．その1つが妊孕性温存を目的とした卵子凍結である．

　卵子凍結は，その背景により大きく3つに分類される．1つ目は，がんなど「病気の治療により」卵巣機能が低下し，妊孕性が失われると予測される場合に行う卵子凍結，2つ目は「病気そのものにより」妊孕性の低下が懸念される場合の卵子凍結，3つ目は「加齢による妊孕性低下を懸念することによる」卵子凍結である．

②ノンメディカルな卵子凍結

　その中でも，生殖医療が必ずしも必要ではないかもしれない女性たちが加齢による妊孕性低下を懸念して行う，いわゆるノンメディカルな卵子凍結（図1）が注目される社会背景として，未婚化・晩婚化が挙げられる．また，企業による従業員に対する福利厚生として行われる，卵子凍結費用の助成が，「フェムテックを活用した働く女性の就業継続支援」として行政から後押しされていることも関与していると考えられる．

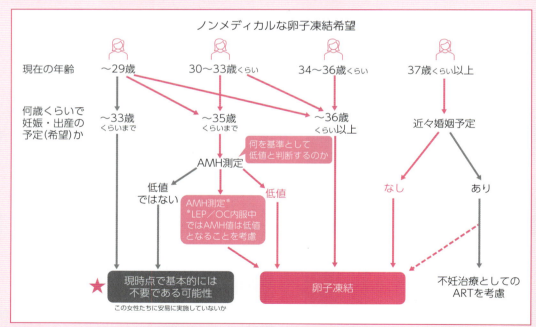

図1 ノンメディカルな卵子凍結のフローチャート

③卵子凍結のメリット・デメリットに加えて

　卵子凍結には，OHSS，骨盤内感染や腹腔内出血などの合併症リスクがあること．必ずしも妊娠・出産を保証するものではないことなどがいわれており．卵子凍結のメリットばかりが伝えられることのないようにしないといけない．

　デメリットを一通り伝えて，文書による同意を得て卵子凍結を行えば，それでよいという対応になってはいないだろうか．

　例えば，どの医療機関も卵巣子宮内膜症嚢胞の症例に対して，臨床症状，妊娠計画の時期や年齢，卵巣予備能などを，総合的に判断して治療方針の提案を行っていると思われる．手術治療を選択する場合でも，最初に嚢胞摘出術を提示するのではなく，時期やタイミングを検討したうえで患者に提案を行っている．しかし，ノンメディカルな卵子凍結に対してはこのようなプラン立てることなく，本人が希望すればその要否を評価することなく，直ちに技術提供にいたっていないだろうか．ということに留意したい．

　ノンメディカルな卵子凍結は，①「クライアントが希望すれば提供する医療サービス」なのか，②「必要な患者に提供する妊孕性温存医療技術」なのか，医療機関ごとに判断が異なる．どちらが正しいという答えは存在しない．メリット・デメリットに加えてこの技術を選択する女性たちとそれを取り巻く社会に対して，上記①と②の考え方があることも啓発が必要ではないだろうか．

（片桐 由起子）

索引

凡例

1. 各項目を和文索引，欧文索引に大別した．配列は原則として，和文索引では五十音順に，欧文索引ではアルファベット順に掲載した．
2. 和文索引と欧文・ギリシア文字索引は，それぞれに独立しているわけではなく相互に補完するものである．したがって，索引に際しては双方の索引を検索されたい．

和文索引

あ・い・え・お

アゴニスト　57
アロマターゼ　35
アロマターゼ阻害薬　35,86
アンタゴニストプロトコル　104
遺残卵胞　7,9,80
一般不妊治療　28
一般不妊治療管理料　137
インスリン抵抗性改善薬　62
インヒビン　6
エストラン　54
エストロゲン製剤　60
黄体化ホルモン　55,68
黄体補充　50,67

か・き・く

開始ゴナドトロピン　90
下垂体　2
合併症　135
カベルゴリン　125
キスペプチン　24
偽性 EFS　26
虚血性視神経性　34
空砲卵胞症候群　26
クエン酸クロミフェン　32,36,63,75

クロミフェン　75
クロミフェン刺激　13
クロミフェン療法　75

け・こ

頸管粘液量減少　79
継続妊娠率　94
ゲスターゲン　54
月経周期　16
血中半減期　22
抗エストロゲン作用　34
抗エストロゲン薬　64
高ゴナドトロピン環境　61
高プロラクチン　57
抗ミュラー管ホルモン　2
ゴナドトロピン　2,38,43
ゴナドトロピン依存性期　5
ゴナドトロピン感受性期　5
ゴナドトロピン分泌抑制作用　47
ゴナドトロピン療法　95,99
ゴナン　54
コリオゴナドトロピン　アルファ
　（遺伝子組換え）　68

さ・し・せ・そ

在宅自己注射　99
採卵手技　133
子宮内膜の菲薄化　79
シクロフェニル　81
視床下部　2
視床下部−下垂体−卵巣系　75
自然周期　16
ジドロゲステロン　107
重症度　120
主席卵胞　6
ショート法　102
真性 EFS　26
生殖補助医療　29
生殖補助医療管理料　138
セキソビット　81
セキソビット療法　81
全胚凍結　107
早期 LH サージの防止　104
早発卵巣不全　60,110

た・ち

第 1 度無月経　75
退縮不全卵胞　9
治療アルゴリズム　28
中用量ピル製剤　11
調節卵巣刺激　104,110,114

て

低ゴナドトロピン状態　10
低ゴナドトロピン性男性性腺機能低下症　51
低用量アスピリン　124
低用量漸増投与法　95
低用量ピル製剤　11
低卵巣刺激　8

デュアルトリガー/ダブルトリガー　73

と・に・ね・の

透析　123
ドパミン　57
トリガー　45,66,73
妊孕制温存　113,141
ネガティブフィードバック　33
ノモグラム　90
ノンメディカルな卵子凍結　140

は・ひ・ふ

バイアスピリン　123,127,129
排卵惹起　50
排卵数　94
排卵誘発　28,29
排卵誘発剤　32
ヒト絨毛性ゴナドトロピン　49,68
ピル製剤　8
フェムテック　140
フォリトロピンベータ　41,94
腹水濾過濃縮再静注法　124
プレグナン　54
プロゲスチン　53
プロゲスチン製剤　53

ほ・ま・め

胞状卵胞　16
胞状卵胞数　2
保険診療　138
ポセイドン基準　31
ホリトロピンアルファ　41,94
ホリトロピンデルタ　41,94
ボローニャ基準　30
麻酔方法　132

143

メトホルミン　62,64
メドロギシプロゲステロン酢酸エステル　107
輸液　123

ら・れ・ろ

卵核胞　20
卵核胞崩壊　20,22
卵子凍結のフローチャート　141
卵子凍結の分類　140
卵巣過剰刺激症候群　52,66,69

卵巣機能　2
卵巣刺激法　104
卵巣軸　2
卵巣性無月経　60
卵巣予備能　30,31
ランダムスタート法　112
卵胞波　6
レトロゾール　35,63,86,127
レルゴリクス　129
ロング法　101

欧文索引

A・C・D

AFC　*4*
AMH　*4*
AMH 値　*94*
ART　*29*
CC　*32*
dual trigger　*24*
DuoStim 法　*114*

E・F

EFS　*26*
empty follicle syndrome　*21,22,*
flare up 現象　*47*
follicular wave theory　*6*
FSH　*3*

G

GAIN−FIT−PIE　*100*
GnRH　*43*
GnRH アゴニスト　*43,114*
GnRH アゴニスト製剤　*43*
GnRH アゴニストトリガー　*70*
GnRH アゴニスト法　*101*
GnRH アンタゴニスト　*47,114*
GnRH アンタゴニスト製剤　*47*

GVDB　*20*

H・L・N

hCG　*49*
hCG/リコンビナント hCG 製剤　*49*
hMG 製剤　*39*
HyPO−P システム　*100*
LH サージ　*17,66,76*
luteal support　*67*
NSAIDs　*23*

O・P

OHSS　*66,69,94,117,120*
PCOS　*100*
pFSH 製剤　*39*
poor ovarian response　*31*
poor responder　*30*
PPOS　*113*
PPOS 法　*107*

R・V

rFSH 製剤　*41,93*
r−hCG　*50*
VEGF　*117,127,130*
VEGFR−2　*125*

- JCOPY 〈出版者著作権管理機構 委託出版物〉
  本書の無断複写は著作権法上での例外を除き禁じられています．
  複写される場合は，そのつど事前に，出版者著作権管理機構
  （電話 03-5244-5088，FAX03-5244-5089，e-mail：info@jcopy.or.jp）
  の許諾を得てください．
- 本書を無断で複製（複写・スキャン・デジタルデータ化を含み
  ます）する行為は，著作権法上での限られた例外（「私的使用の
  ための複製」など）を除き禁じられています．大学・病院・企
  業などにおいて内部的に業務上使用する目的で上記行為を行う
  ことも，私的使用には該当せず違法です．また，私的使用のた
  めであっても，代行業者等の第三者に依頼して上記行為を行う
  ことは違法です．

教えて！ 不妊治療の排卵誘発 ビジュアルガイド

ISBN978-4-7878-2664-0

2024 年 12 月 13 日 初版第 1 刷発行

編 集 者	岩瀬 明，平池 修，太田邦明
発 行 者	藤実正太
発 行 所	株式会社 診断と治療社
	〒 100-0014 東京都千代田区永田町 2-14-2 山王グランドビル 4 階
	TEL：03-3580-2750（編集） 03-3580-2770（営業）
	FAX：03-3580-2776
	E-mail：hen@shindan.co.jp（編集）
	eigyobu@shindan.co.jp（営業）
	URL：https://www.shindan.co.jp/
表紙デザイン	株式会社 オセロ
印刷・製本	三報社印刷 株式会社

© 株式会社 診断と治療社, 2024. Printed in Japan.

［検印省略］

乱丁・落丁の場合はお取り替えいたします．